新常識！
身体健康学

佐々木 拓男 著

大学教育出版

まえがき

　現代は少子高齢化社会を迎え、近い将来、首都圏の病院でのベッド数不足が危惧される医療危機ともいわれ、国の税負担で最も高い割合を占める医療費、そして多岐にわたる介護問題等も表面化し、日に日に健康への関心、老後の不安等が高まりつつあります。

　元来人類は病気への強い不安、老いや死への恐れを潜在的に有しており、誰もが健康なまま長寿をまっとうしたいという願望は、古今東西不変のテーマでもあります。

　こうした中、昨今は情報化社会のおかげで健康や医療、介護に関する情報がインターネット、テレビ、新聞など連日メディアで取り上げられ、広く一般の方も簡単に知識を手に入れることが可能となりました。

　しかし、例えば健康食品や美容品、ダイエット器具等あまりにも、「身体に良い！」「美容に効果的」と言われる商品も多く、いったいどれが「自分の体質、症状にあうのか」が判断しにくく、ある意味情報が氾濫していると言えます。

　また、多くの医療や介護に関わる情報は、多様に拡散しているようで、実は

情報が氾濫する一方、実は健康や病気の不安に対する解答も限定的

医者や国による情報

企業戦略

健康法、美容ダイエット法、サプリメント、器具等

早めに受診しましょう！ 薬以外の選択肢は？ 適度に運動しましょう！ 歳だからしょうがない？ 野菜や果物をしっかり摂りましょう！

マスコミは横流し

図1　結果として不安を煽る

本当にそれしかない？ 本当に安心できた？ 多様と限定の混沌…よけいに不安になりませんか？ 実は健康を阻害する一番の原因は、不安や恐れからくるストレスなのに…

情報提供者側が限定された業界のため、内容も限定的で選択肢が画一的になっています。そしてそれらが常識となりつつあります。

常識とはそもそも何でしょうか。人生は進学、就職、転職、結婚等選択の連続です。その選択においてできるだけ大きな失敗をしないように先人達が体験的に残してきた社会通念、言わば安全パイとして作り上げられたものが常識の一部として形成されています。しかし、そうしたあらゆる分野で常識といわれるものであっても、日進月歩、研究や精査の積み重ねで、結果、仮説の一部であることも多く、絶対ではない、間違えること、見直されることも多々あります。巷に氾濫している健康常識も、前述の通り、報道する側も限定的な専門家、企業等の情報を紹介しているわけで、後に「違う」ということが判明しても、世間では常識のままになっていることもめずらしくありません。「違った」という結果は、面白みにかけますし、誰も得をしませんから、なかなか世間には浸透しないのでしょう。「常識」「専門家」というキーワードには落とし穴が多分にあるものです。

例えば、「**年齢を重ねるほど、高齢者ほど、病気のリスクも高まる**と多くの方に信じられていること」、が挙げられます。しかし、実際には若い頃病弱だった方の中にも中高年以降はほとんど病気もせず、関節や筋肉もしなやかで健康長寿の方もいらっしゃいます。慢性ストレス、糖質過多の食事、アルコール依存、薬の過剰摂取等の習慣が細胞の変性を招き、必要以上に細胞の新陳代謝を早め、結果として老化を促進、病気のリスクが高まっているというライフスタイルの積み重ねが根本原因であって、「老い＝病気のリスク増大」ではないのです。加齢や運動不足等不確かな因子等ではなく、結果には必ず原因が存在するのです。

また、減塩や油、脂質、摂取カロリーの制限は病気予防としてうたわれていますが、痛みや病気の引き金として最もリスクが高い甘い物、それに対する糖質制限についての提言がまだまだ世間に浸透していません。

エクササイズも、栄養療法も、他のあらゆる健康法も個々の体質、既往歴、食生活、ストレス、身体バランスなどによって選択肢は自ずと変わってくるはずです。また、栄養学や生理学、解剖学、病理学等の基礎的知識が無いと本当

に巷で言われている健康法やサプリメントが効果的なのか、本来なら判断に窮するはずではないでしょうか。どこからの情報源でもあまりにも安易に鵜呑みにしている傾向にあるのは気がかりです。

　それは結果として、現在の健康に関わる情報や常識が根底では病気や老いへの強い不安を払拭するどころか、恐れをますます増長していることを示唆しているのではないでしょうか。

　人は強い不安、恐れを感じると思考が限定的、依存的になってしまいます。

　そこで本書『新常識！　身体健康学』では、
　★東洋医学やセルフ＆パートナー整体法等のエッセンス、
　★簡単にご自身の身体的特徴を理解できるコラム、
　★**思わずすぐに試したくなる個別・部位別エクササイズ、症状別養生法**を楽しめるようにご紹介しています。内容は**腰の歪み、肩の歪み、メンタルヘルス、季節の豆知識**に分類しています。

　身体は誰でも歪んでいるものですが、歪んでいることが問題なのではなく、歪んでいる箇所が炎症を起こしていることで痛みが出るのです。その炎症を起こす仕組みを知ることが本書の主旨と言えます。

　皆さんの身体的理想を叶えることで、本書が微力ながら、健康寿命が伸び、不安のない豊かな社会の発展に寄与できれば幸いです。

　筆者は日々施術院や講演、教室等でさまざまな症状の方と向き合い、思考するきっかけを与えて頂いています。これまでに出会ったすべての方達に、感謝の念しかございません。

　また、本書の元になるコラムを執筆する場を与えて頂き、今でも温かくご指導をくださっている遠井保険事務所代表　遠井洋文様、日本徒手整体トレーナー認定協会のスタッフ、アカデミーの仲間達、筆者の両親、家族の存在が執筆する力と支えになりました。また、このたび出版の機会を与えて頂きました大学教育出版代表佐藤守様、すべての皆様にこの場を借りて厚くお礼申し上げます。

新常識！ 身体健康学

目　次

まえがき ……………………………………………………………………… *i*

腰の歪み編

第 1 話	地球の自転（真理）には逆らえない ………………………	*2*
第 2 話	簡単ストレッチ ………………………………………………	*4*
第 3 話	PNF で柔軟に …………………………………………………	*6*
第 4 話	骨盤の高さをそろえましょう ………………………………	*8*
第 5 話	ウエストのくびれを作って腰痛予防 ……………………	*10*
第 6 話	炎症が起こりやすい方の特徴 ………………………………	*12*
第 7 話	痛みあるところに炎症あり …………………………………	*14*
第 8 話	肋間、脊椎、胴体をしなやかに …………………………	*16*
第 9 話	運動は身体に良い？ その１ ………………………………	*18*
第10話	運動は身体に良い？ その２ ………………………………	*20*
第11話	万能！ 内腿セラピー ………………………………………	*22*
第12話	整腸マッサージ ………………………………………………	*24*
第13話	腎臓を強化する体操 …………………………………………	*26*
第14話	下半身のペアワーク …………………………………………	*28*
第15話	立禅 ……………………………………………………………	*30*
第16話	骨盤ワーク ……………………………………………………	*32*
第17話	痺れについて …………………………………………………	*34*
第18話	骨盤のセルフケア ……………………………………………	*36*
第19話	正座を崩して鍛える …………………………………………	*38*
第20話	スワイソウをやってみよう！ ……………………………	*40*
第21話	大腿筋膜張筋を柔軟に ………………………………………	*42*
第22話	実際に怪我をした場合 ………………………………………	*44*
第23話	捻って矯正 ……………………………………………………	*46*
第24話	骨盤・下半身連動矯正法 ……………………………………	*48*
第25話	腰を牽引しましょう …………………………………………	*50*

第26話	寒い季節は末端から身体をほぐしましょう（Ⅰ）	52
第27話	グッドモーニング	54
第28話	恥骨ケア	56
第29話	腰痛とタンパク質の関係	58
第30話	お腹を伸ばすことの重要性	60
第31話	たまには逆側も広げよう	62
第32話	簡単！ 脚の疲れの解消法	64
第33話	摺り足歩行をやってみる	66
第34話	脚の血行を改善させる	68
第35話	膝から下を調整する	70
第36話	お風呂でストレッチ	72
第37話	寝る前のだるさをとる	74
第38話	脚の内側は命の源泉	76
第39話	胆経で体軸矯正	78
第40話	腿上げ運動の効用	80
第41話	スロースクワットのすすめ	82
第42話	足首を柔軟に	84
第43話	足底筋を柔軟にする	86
第44話	下肢のリンパの流れを促す	88
第45話	仙腸関節を動かそう	90
第46話	世の中の健康常識を考察する	92
第47話	平均寿命と薬を理解して健康を考え直す	94
第48話	コレステロールと血糖値を理解する	96
第49話	糖の継続摂取と偏食が引き起こす恐ろしさ	98
第50話	万能ステロイドホルモン	100

肩の歪み編

第 51 話	日本人的肩こり	104
第 52 話	鉄分の重要性	106
第 53 話	身体の自律神経反射のお話	108
第 54 話	プッシュアップで姿勢改善	110
第 55 話	ストレスからくる上半身の症状	112
第 56 話	肋骨体操	114
第 57 話	ツボ押し棒を有効利用	116
第 58 話	首は縦に振りましょう	118
第 59 話	肩甲骨を独立させましょう	120
第 60 話	朝の首ほぐし	122
第 61 話	肩のインナーマッスル	124
第 62 話	大胸筋を整える	126
第 63 話	肩甲骨の癒着をはがす	128
第 64 話	斜角筋を意識する	130
第 65 話	背中のこりの対処法	132
第 66 話	おすすめ！ まだ間に合うアレルギー対策	134
第 67 話	薬の副作用を自覚して上手に付き合う	136
第 68 話	簡単！ 栄養学講座	138
第 69 話	噛み合わせ	140
第 70 話	ある日突然肩が痛くなったら	142

メンタルヘルス編

第 71 話	ロジカルコミュニケーションスキル	146
第 72 話	陽の「気」を取り込みましょう！	148
第 73 話	身体を酸性にさせるもの	150
第 74 話	胃が重くなったら	152

目　次　ix

第75話　擬音効果で脳のリミッターを取り除く …………………… 153

第76話　恐れることなかれ…老化と病気リスクは比例しない ………… 155

第77話　その痛みにはワケがある　その１ ……………………… 157

第78話　その痛みにはワケがある　その２ ……………………… 159

第79話　その痛みにはワケがある　その３ ……………………… 161

第80話　その痛みにはワケがある　その４ ……………………… 163

第81話　その痛みにはワケがある　その５ ……………………… 165

第82話　その痛みにはワケがある　その６ ……………………… 167

季節の豆知識編

「春」

第83話　春は肝臓を潤す食材を食べましょう ……………………… 172

第84話　免疫アップでアレルギー対策！ ……………………… 173

第85話　春はお酢をたっぷり使いましょう!! ……………………… 174

「土用」

第86話　あらためてナチュラルミネラルウォーターであること ……… 176

第87話　梅雨の季節！　脾臓を大切にしよう！ ……………………… 178

第88話　気圧の変化で痛みが発症する理由 …………………… 180

第89話　脾臓いきいき♪カボチャスープ …………………… 181

第90話　土用のウナギ？ ……………………… 182

「夏」

第91話　夏に必要！　赤い食材と苦味の食材!!　その１ ………… 184

第92話　身体を冷やすということ …………………… 186

第93話　夏に必要！　赤い食材と苦味の食材!!　その２ ………… 188

第94話　節電の夏は体温調節をコントロールしましょう ………… 189

第95話　アイスクリームを食べ過ぎると ……………………… 190

「秋」

第96話　秋は肺の季節 …………………… 191

第97話　どこか懐かしい♪ ほっくりスイートポテト　………………… 193

第98話　寒い季節に向けて　……………………………………………… 194

第99話　鳥もも肉とエリンギの柚子コショウ炒め ……………………… 195

「冬」

第100話　寒くて体が縮まったら　……………………………………… 196

第101話　豚肉は冬の味方！ モリモリ食べよう！　…………………… 198

第102話　冬の過ごし方ワンポイントアドバイス　……………………… 200

第103話　寒い冬は腎臓をいたわりましょう！　………………………… 201

第104話　冷え対策　……………………………………………………… 203

第105話　寒い季節は末端から身体をほぐしましょう（Ⅱ）　………… 204

第106話　風邪対策　……………………………………………………… 206

あとがき ……………………………………………………………………… 207

腰の歪み編

第 1 話
地球の自転（真理）には逆らえない

　地球は東に向けて自転しており、北極から見れば左回りしていることになります。何とこの地球の左回転が、骨格のアンバランスに影響しているらしいのです。

　骨格筋バランスが崩れると、骨盤の歪みをはじめ背骨・肋骨や筋肉なども左右非対称になります。これが筋肉の凝り、腰や肩などの痛みの一因であることを、これからのコラムでご紹介していきます。

【左のウエスト部】
　自転の影響でまず確実に歪みが出るのが、左のウエスト部です。これは腸骨という骨盤の左側の骨が上方に移動してしまうことが原因です。なぜ左側かというと、地球の自転の影響で利き脚に関係なく、左軸バランス、胴体の左回旋が起こってしまうからです。

　この歪みは、ライフスタイル・怪我・年齢などに関係なく、地球に生息している限り避けられません。人間だけでなく四足歩行の動物も、通常左ターンの方がスムーズです。その結果、左の腸骨が上方に移動するため左脚は短くなり、左のウエストのくびれは右側よりも少なくなるのです。

【原因の真理】
　神経痛でも筋肉や関節の痛みでも、痛みが起こるときはそこに炎症が起こっています。その炎症の表面上の原因の一つは血行不良なので、血液の流れを安定させて症状の悪化を防ぐために矯正やエクササイズを行います。

　しかし、どんなに矯正やストレッチ、ヨガ等のエクササイズをしても、歩き出した瞬間から歪みは始まるので、矯正やエクササイズで歪みを根本的に無く

すことは残念ながら不可能なのです。そこに痛みが起こるのは、歪み自体ではなく（歪みのない人はいません）、歪んでいる箇所（関節や筋肉等）に炎症が起こるからです。

　その原因は、考え方や捉え方の習慣によるストレス、偏った飲食習慣等が招いた過剰な交感神経優位体質が引き起こしているのです。痛みや病気はあくまでも己の習慣が招いた結果であって、自省することこそが回復の早道と言えます。本書でお伝えしたいことは、歪みを治すことではなく、歪みを理解することなのです。

4 腰の歪み編

第 2 話
簡単ストレッチ

毎日チェック、そして実践して得するストレッチがあります。

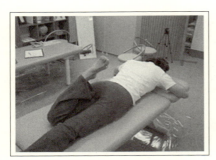 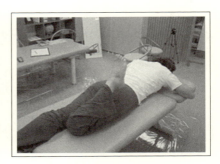

　　写真1　左腿を伸ばす　　　　　　　　写真2　右腿を伸ばす

　うつぶせに寝て、左右交互に膝を曲げて踵がお尻に近づくようにします（写真1、2）。
　この際どちらかの脚が曲げにくく感じたり、腿の前の筋肉に、突っ張りを強く感じる方がありませんか？　もし感じるならば、大抵の場合そちら側の骨盤が前方に転位している可能性があります。

　その結果骨盤が左右でねじれ、ウエストのくびれ方に左右差が出たり、背骨も歪み肩の高さが変わって、筋肉のコリを増長させる一因になってしまいます。この歪みは西洋医学では、ほとんど注目していないようですが。筆者の施術院を訪れる患者さんの9割以上の方は骨盤が歪んでいます（大げさではありません）。

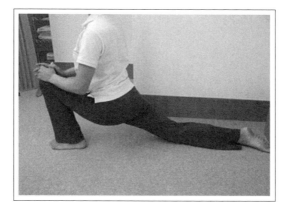

写真3　写真は右を矯正

　ではその矯正法ですが、両方の脚を床の上に立て膝にして、突っ張った方の脚はそのままに、逆の脚を大きく前に踏み出した姿勢をとります（写真3）。

　このとき背筋はまっすぐにして、腰をそり過ぎないように注意してください。

　立て膝をしている方の腿の付け根の筋肉（大腰筋）がストレッチされます。

　これを30〜90秒行ってください。

　その後もう一度テストをして曲げやすくなっていれば、あなたの骨盤は矯正されています。

　変化が出た方もそうでない方も、しばらく続けてみてください。

　腰痛の方には特におすすめです。

※7〜8割の方は右大腿部が左より硬く、右大腰筋を伸ばす必要があります。このお話以降は、矯正法はもちろん、具体的な痛みの対処法、間違った健康常識によって健康に弊害が出ているお話もしていきます。

第 3 話
PNFで柔軟に

　普通のストレッチでは柔軟性が向上しにくい方のためのエクササイズをご紹介します。
　リハビリ、コンディショニング業界で盛んに使われている「PNF」(固有受容性神経筋促通法)と呼ばれる療法で、外からの刺激を受容器(皮膚感覚、筋、視覚等)に与えることにより、神経や筋肉が促通(スムーズに動きやすくなる)されるというものです。
　スポーツの現場でもウォーミングアップなどに取り入れることがあるので、皆さんも耳にしたことがあるかもしれません。
　ここでは、元来のストレッチに負荷をかけながら、柔軟性を簡易に向上させる方法を行います。一番わかりやすい方法は、椅子などの台の上に、膝を伸ばしたまま片方の脚を乗せ、乗せた足先に向けて前屈するもので、大腿部の裏側の筋肉がストレッチされます(写真1)。左右を比べて、張りや痛みが強い側

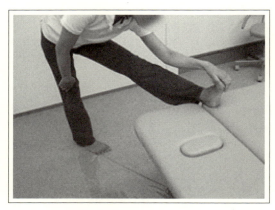

写真1　左大腿裏のストレッチ

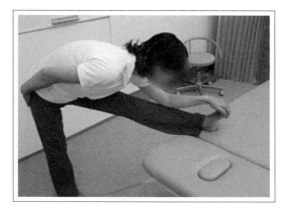

写真2　PNF効果で可動域が増す

を対象にします。そのまま、乗せた足の踵をさらに10秒ほど1割くらいの弱い力で台に押し付けます。その後再び伸ばしてみると、裏側の筋肉がより刺激を受け、最初に比べてさらに前屈できるはずです（写真2）。

　これを3～5セット行うと、左右の脚の長さが揃い、アンバランスが改善されます。膝の裏や臀部（でんぶ）、腰までストレッチされるので、硬い側をPNFを使ってストレッチすることで、自己整体にもなります。

　骨盤が後方に捩れた状態を矯正します（第2話と逆パターン、つまり逆脚になります）。通常のストレッチでは思うように効果が出ない方も、これで改善するでしょう。この要領でどのストレッチでも、伸ばしたい方向に少しだけ負荷を加え、脱力してさらにまた伸ばすというやり方で応用ができます。ただし、捻挫や肉離れ、ぎっくり腰などの急性の痛みがあるときには、絶対に行わないでください。

　※7～8割の方は右側より左側大腿二頭筋（腿の裏の筋肉）が硬くなっています。そのため左腸骨後方転位、左のお尻が垂れ、左脚の方が短いパターンが多いようです。

第4話
骨盤の高さをそろえましょう

"骨盤"と略されている骨は、開いたり、閉じたり、回旋したり、上下に移動したりとさまざまな動きを担って脚と連動し、胴体の動きを促し、姿勢を保っています。

しかし、そもそも地球の自転の影響や内臓の状態、日常生活の癖などである一方の動きに固着し、身体の歪みの原因となることが多いのです。

そこで今回は、骨盤の動きの一つ、片方の骨盤（腸骨）が上方に移動したままの歪みについてお話します。

骨盤が上方に移動したままだと、移動した側のウエストのくびれが正常側に比べて少なかったり、ウエストの位置が高く脚が短くなるため、丈合わせが必要になったりします。もちろん、腰痛の引き金にもなります

両膝で立って上半身を左右に倒します（写真1、2）。倒しにくく突っ張り感のある側の骨盤が上がっています。

上がっていない方の脚を横に伸ばします。伸ばした脚に向けて腕を伸ばし、上半身を倒してストレッチを行います（写真3、4）。

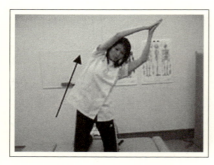

写真1　右側面を伸ばす

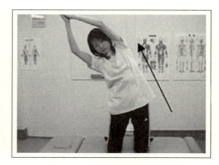

写真2　左側面を伸ばす

第4話　骨盤の高さをそろえましょう

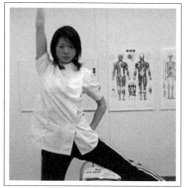
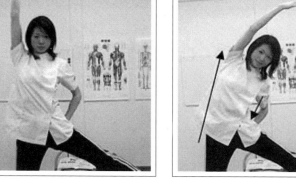

写真3　右膝をつき、左脚を伸ばす　　写真4　右ウエストを伸ばす

　15〜30秒は行いましょう。骨盤の位置が修正されます。また毎日2分くらい行うとウエストのくびれも左右均等に近づいてきます。

　※第1話でもお話した通り、9割以上の方は左腸骨が上方に転位していて、左ウエストのくびれが少なくなっています。

第 5 話
ウエストのくびれを作って腰痛予防

　ウエスト部分は腰方形筋という筋肉が占め、左右の骨盤の上方や下方への動きに連動しています。
　立位の状態から左右真横に胴体を側屈した時に、ウエスト部分が突っ張ったり、鏡で見てくびれが少ない側の骨盤が上方に歪み、腰方形筋が硬くなり、しこりができて腰痛へと繋がります。
　この現象は第1話でもご紹介した通り、地球の自転が最も強く影響しています…。
　このコラムでは、ペアワークでウエストのくびれを作り、骨盤の歪みを矯正するストレッチをご紹介します。
　くびれが少ない側の腰を上にして、横向きに寝ます（第4話を参考）。
　第1話、第4話でもご説明した通り、ほとんどの方が左のウエストのくびれが少なくなっています。
　寝ている方は上になっている腕を挙上して、身体の側面を伸ばします。
　パートナーの方は両手を骨盤上辺に引っ掛けて、足の方へゆっくり引っ張り

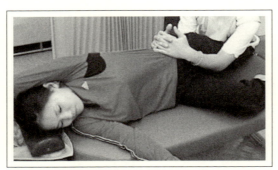

写真1　左腕挙上、パートナーは骨盤を手前に引く

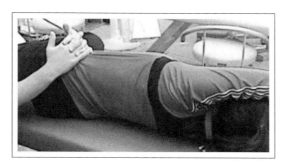

写真2　左ウエストの修正

ます（写真1）。

　30秒程行うと骨盤の歪みが改善され、腰が軽くなります。

　※セルフでもパートナーストレッチでも、毎日2分は続けないとなかなか恒常的なウエストのバランス修正は望めないでしょう。

12　腰の歪み編

第 6 話
炎症が起こりやすい方の特徴

　　痛みや痺れを感じている方の関節・筋肉・神経等には、確実に炎症が起こっています。

　　その炎症は、必ずしも肉眼またはレントゲンで見えるわけではありません。炎症は深部に熱を持って、周辺の関節や筋肉に違和感をもたらします。

　　また、急性で短いスパンで起こることもあれば、数年単位の長期的な場合もあります。

　　そして、炎症をさらに増長させるものがあります。

　　それは一時的に血流を促すもので、お風呂もそうですが、一番は百薬の長とも言われるアルコールなのです。

　　継続的に摂取している方は、特に注意が必要です。

　　ここで、アルコールのメリット・デメリットを改めて整理してみます。

【メリット】
　・血流促進（飲んでいる時のみ）、リラックス効果
　　リラックスできるのは脳の神経物質ドーパミンの分泌で快楽感覚が誘発
　　されるため

【デメリット】
　・一時的な血流促進による炎症の増長
　　肝臓のアルコール分解を日々行っているため、
　・疲労物質である乳酸の分解が追いつかず、その結果蓄積した乳酸が首・肩・
　　腰・膝等の痛みおよび不眠症を引き起こす
　・ストレスも加わると肝炎、脂肪肝を起こしやすい

第6話　炎症が起こりやすい方の特徴　*13*

- イライラしやすい
- ストレスに対する建設的な思考に必要な脳神経物質セロトニンの分泌量が減る
- 鉄不足と乳酸の蓄積で筋肉のコリ、引きつれ、痛みを慢性的に起こし、その結果、姿勢不良や目の病気（緑内障、白内障）を引き起こす。また爪も割れやすい
- 細胞の修復やステロイドホルモンの材料となるコレステロールの産生、糖や蛋白質の代謝機能に影響を及ぼす。結果、細胞の新陳代謝に弊害が起こる。いつも同じ箇所が痛い、同じ動作で痛い、というのはこれが原因
- 脱水による体液の粘性や口内の渇きが起こって梗塞リスクが高まり、体臭を発しやすい
- 飲酒習慣による肝臓の炎症を抑えるために分泌されるステロイドホルモンの浪費

以上のように、デメリットは挙げればきりがありません。

痛みにさらされやすいばかりでなく、さまざまなリスクが高いことに充分留意したいものです。

肝臓によるアルコールの分解には酸味のあるものがおすすめですが、頻繁にアルコール摂取をする方は、酢の物を食べるくらいではまったく足りません。

最低でもコップ一杯（200cc）の水にその約3分の1にあたる60～70ccのお酢を入れて飲むくらいでないと、肝臓のダメージからくる諸症状は防げないでしょう。

もちろん、一日のアルコール摂取量にもよりますが、百薬の長の幻想は今日から捨て、必ず休肝日を作りましょう。

また、飲酒により脱水気味になるので、お酒を飲んだ時は水分を多めに摂りましょう。普段から最低でも天然水を2.5ℓは摂りたいところです。

14 腰の歪み編

第 7 話
痛みあるところに炎症あり

　さまざまな痛みや神経痛、痺れなどは、心を不安にするものです。

　そしてその原因がわからないと、そのこと自体がストレスになり病気になりかねません。

　それらの不快症状があるときは、必ずどこかに「炎症」が起こっているのですが、そのような炎症が起こるメカニズムを理解しているだけでも、不安からくるストレスがかなり軽減され、回復を早めることにつながります。

　交感神経優位時には安定した呼吸が乱れ、呼吸が浅くなり、筋肉緊張が起こり、血管収縮による血流不全、低体温になります（第73話参照）。

　身体は治癒しようとする自律神経作用により、血管が収縮して滞った部位に「栄養や酸素を送ろう」「狭くなった血管（＝歪んでいる関節部位、緊張下の筋肉等）を無理やり通ってでも供給しよう」と頑張ります。言い換えれば、小さな流れに向かって濁流が一気に押し寄せるようなもので、そこが炎症となり、痛みとなり、病気に発展していくのです。そもそも血流が安定していたら、炎症は起きません。

　つまり、交感神経優位の状態が継続することにより身体が「冷えた」ことが、炎症を引き起こしているのです。

　交感神経は、仕事で戦闘モードの時、プレッシャーが強いとき、感情が不安定なときなどに発動します。また、負荷が大きい運動をしているとき、睡眠不足、カフェインや糖を常用しているときにも、交感神経が優位になります。

　そうなると、血管が収縮して脈や血圧が上がり、筋肉が緊張し、リンパ球の活動を中心にした免疫力が機能しなくなります。

　花粉症、アレルギー、風邪等はすべてリンパ球の働きが弱って起こるので、交感神経優位の状態が続いている人がかかりやすいことになります。

内臓の炎症、不眠症、高血圧、その他生活習慣病といわれるものも同様です。交感神経は、前述のように心理状態にダイレクトにリンクするので、病気やコリ、痛み、神経痛などは、ストレスを処理しきれず、呼吸が浅くなり、切り替えが上手く行われていない方に起こるわけです。

そうしたことから、**肩こり、腰痛等は、姿勢や年齢、運動不足等ではなく、心理的・身体的ストレスが最も大きな原因**と言えます。

ストレスがなければ、心臓から身体の隅々まで無理に血液を送ろうと圧力を上げる、すなわち高血圧は起こりません。

一般的には、シップや鎮痛薬によって痛みをコントロールしようとしますが、シップや鎮痛薬で一時的に炎症や痛みが緩和したように感じるのは、身体を根本的に冷やしているからです。各部位をピンポイントで冷やすことは痛み止めの薬にはできず、身体全体を冷やすことで炎症をごまかしているのです。

そして鎮痛薬に限らず、ステロイド剤（免疫抑制剤）睡眠薬、降圧剤、抗がん剤、胃腸薬、抗うつ薬等、すべての薬が同様に100％身体を冷やしているのです。

つまり一時的ならともかく、数日間以上継続して薬を服用すること自体、決定的に交感神経を優位にしてしまいます。もともと血流不全や冷えが引き金になって炎症を起こしていたのに、さらに交感神経を刺激して、負の連鎖が永遠に続くということも充分理解したいものです。

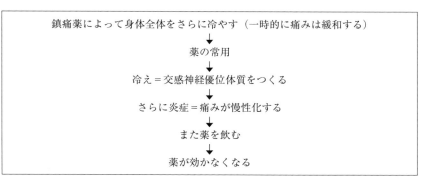

図1　永遠に続く負の連鎖

第 8 話
肋間、脊椎、胴体をしなやかに

　少し前の話題で恐縮ですが、サッカー、ブラジルワールドカップで日本代表の戦いぶりと結果は、期待していただけに非常に残念なものでした。他国のトップクラスの選手達には、身体的強さ、すなわち「しなやかさ」が備わっていました。近年、体幹トレーニングがブームですが、この傾向には少し疑問を感じています。体幹部をガチっと鍛えるというのは固めているだけで、しなやかさはむしろ失われてしまうのではないかと思うからです。

　胴体のしなやかさが失われると、肋骨や脊椎、特に腰周りの柔軟性に影響し痛みを引き起こしますし、胴体からの連動した動きが失われるので、四肢などさまざまな部位が故障しやすくなります。体幹の強化とは、しなやかにどう活かすかに、もっと留意すべきです。脇の肋間から骨盤までの胴体側面が硬いと、側屈はもちろん、胴体を回旋する動きも硬くなります。脊椎の動きで見ていくと、硬い動きでは脊椎間で狭くなり、どちらかに脊椎が後方に回旋し、回旋している側にその脊椎は側屈して固まってしまっています。

　誰にでも歪みがあり左右差があるので、胴体の動きが硬い、広がらない側がこのようになってしまいます。胴体の側面を広げれば、回旋の動きも連動してしなやかになります。胴体の片側（写真6では左側）を逆側（右側）に捻ります。そしてその柔軟度を覚えておきます。硬い側の胴体（写真7・左側）を下にして横

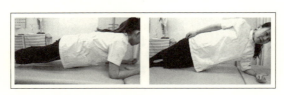

写真1　体幹トレーニングメソッドはやりっぱなしだと
　　　　胴体の動きを硬め、しなやかさを失わせる。

第8話　肋間、脊椎、胴体をしなやかに　17

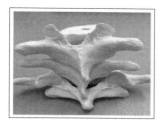

写真2　本来脊椎は上下で、ある程度ニュートラルな配列

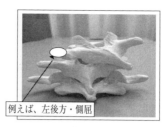

例えば、左後方・側屈

写真3　硬い問題箇所は背側（後方）に回旋している（図では左後方）、また左へ側屈もともなう

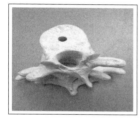

写真4　上から見ると問題椎骨（一番上）が左後方へ回旋しているのがわかる

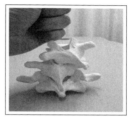

写真5　胴体側面が硬い側はこのような状況を引き起こす

座りをします。上の脚を前に下ろし、下の脚の膝はしっかりと伸ばし、胴体は真っすぐ引き起こします。肋間筋や腰の脇の腰方形筋が強力に伸びてきます。

　このような胴体のストレッチをより硬い側に重点的に行う方が、歪みが矯正され実用的と言えます。ヨガやバレエ、スポーツクラブでのトレーニング、自己流のストレッチや筋トレ等を継続している方にも痛みを訴える方が多いということがそれを物語っています。

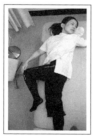 ⇒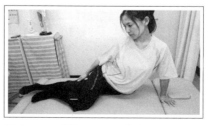

写真6　左を下に側面のストレッチ

写真7　1分後にもう一度回旋を行うと、スムーズに捻りやすくなる。

第 9 話
運動は身体に良い？ その1

　筆者の施術院には、一般的な腰痛で来院される方ばかりでなく、ジムでのトレーニングやスポーツ等が原因で来院される方も珍しくありません。
　その原因としては、間違えた運動法、休養法、栄養摂取法等が考えられます。よくある事例と正しい対応法を紹介しますので、参考にしてみてください。
●スクワットが引き起こす膝痛
　この症例は非常に多いです。スクワットで曲げる膝の角度が鋭角になりすぎたり、つま先より膝が出すぎると、膝関節に非常に負担がかかります（写真1）。
　腰を後ろに引いて膝がつま先より出ないように注意しましょう（写真2）。
●むやみに伸ばすストレッチ
　ヨガやストレッチは、スタジオでは基本的に全身を同じ時間まんべんなく伸ばすことが多いようです。

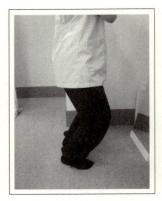

写真1　つま先より膝が前に出るのはよくない

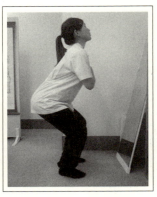

写真2　腰を引いてつま先より膝が出ないように行う

第9話　運動は身体に良い？　その1　*19*

　参加者全員が同じポーズで左右を同じ時間伸ばしていますが、これでは身体バランスは矯正されず、歪みは取れないでしょう。

　それどころか、元の歪みがますます増長され、痛みを引き起こしてしまいます。

　ご自身で歪みをチェックするのは難しいので、専門家に事前にチェックしてもらうか、本書を初めから熟読して頂いて、本当の意味での歪みとそのメカニズムを理解し、トラブル側に多めの時間差をかけて伸ばすべきです。

　痛い箇所が、縮まっている、硬いとは限らない（伸張して隆起したり硬まっていることも珍しくありません）のでご注意ください。

●水分摂取

　スポーツドリンクで補給する方が多いようですが、筋肉疲労や慢性腰痛がある方は、天然水に切り替えましょう。ナチュラルミネラルウォーターが一番身体への吸収率がよく、スポーツドリンクは濃すぎて腎臓や脾臓に負担をかけ、結果として疲労が溜まったり腰痛などの引き金になります。スポーツドリンクにはおよそスティックシュガー11本分が入っていますし、エナジードリンク系、コーラ等の清涼飲料水などはそれ以上です。それだけの砂糖を一気に摂取してしまうことが身体に良い、体液に近いなどとはなかなか思えないはずです。

　ドリンクを提供している企業の宣伝を鵜呑みにしないように気をつけましょう。

　汗をかく前に、または喉が渇く前に、15分に1回以上のペースでこまめに摂取するよう心掛けましょう。

第 10 話
運動は身体に良い？ その2

●強度

巷ではスタイリッシュな万歩計がブームで、最近では若い方でも身につけていることが珍しくありませんが、皆さん何歩歩くことを目安にしているのでしょう？

仕事上よく歩く方で体重が減っていっている方は、時間のノルマがある場合が多く、つまり早足で移動するという部分が共通しているようです。

早足で歩くと心拍数が上がり、あらゆる代謝が促されます。エネルギー消費効率が通常の歩行よりも上がるのです。心拍数が100～120以内で推移すれば脂肪燃焼もスムーズに行われると言われ、15分以上続けてはじめて脂肪がエネルギーとなるのです。

歩数を目安にするよりも、1日計20～30分、心拍100～120回で運動効果は充分に望めます。漫然と歩数をカウントしても、実際の運動効果は大きく望めません。ただしそれ以上強度が高いと活性酸素が発生し細胞にダメージを与

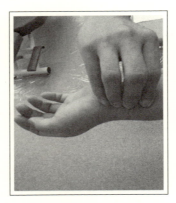

写真1　指で触れて心拍数をはかる

えるのでリスクが高まってしまいます。

　※心拍数は手首親指側を3本の指で触れ、10秒間数えます。6倍すれば1分間の心拍数となります。

　●頻度

　週1回は現状維持、2回以上で向上すると言われています。筋肉を鍛えるトレーニング系（スクワットなど）は1日以上のリカバリーが必要で、回復しないうちに続けて行うと、疲労が蓄積し、効果が上がらないばかりか怪我を引き起こします。どこかいつもと違う痛みがあるときは、完全休養すべきです。素人判断で運動やストレッチを行うと、傷口を広げることになりかねません。慢性的な疲労ならば、軽い運動を行うことで血行が促進され、疲労物質がスムーズに排除されるのでおすすめです（積極的休養）。

　●時間帯

　朝から午前中までがおすすめです。交感神経にスイッチを入れ、自律神経のバランスを改善します。夜間は副交感神経がメインに働き始めるので、おとなしくしていた方が無難です。夜間に興奮すると疲労物質の分解のため肝臓に負担がかかり、不眠になります。自律神経を調整するセロトニン物質の分泌を最も促すのが、午前中の太陽光の強さだからです。

　●栄養補給

　運動により蓄積された乳酸は、肝臓で分解されるので、お酢、酸味のある食物、ビタミンB群（例：豚肉、卵、イワシ、納豆、アーモンド、クルミ、サバ、ゴマ等）を摂取する習慣をつけることで早く疲労を回復し、運動効果も期待できます。また、筋肉系のトレーニングでは、筋肉の細胞が一度破壊され回復しますが、その栄養源はタンパク質です。多くのアミノ酸が含まれている卵、イワシ、サンマ、豚肉、羊肉等が望ましいです。動物性タンパク質を極端に敬遠する菜食主義の方もいらっしゃいますが、運動をするならやはり筋肉の素、エネルギー源となる動物性タンパク質は少量でも必須です。納豆、豆腐等の大豆タンパクはアミノ酸スコアが低くタンパク量が不十分で怪我をしやすくなります。果物や生野菜を中心とした食事ばかりでは慢性的な冷え症になり、むくみやすく、自律神経のバランスが崩れてしまいます。何事もバランスが肝要です。

第 11 話
万能！ 内腿セラピー

　我々セラピストが重要視する、腰、股関節(こかんせつ)、膝などの痛みに対するアプローチポイントの一つが、腿の内側です。

　内腿を緩めることで腰痛の引き金になる硬くなった腹筋を緩め、股関節や恥骨周辺のリンパの流れを促すことになります。さらに膝の筋肉も緩むので、腰から下の症状に万能のポイントといっても過言ではありません。

　今回は２人で行う弛緩法をご紹介します。

　腰、股関節、膝などの、痛みがある側を下にして横向きに寝ます。下にした脚は膝を伸ばします。

　パートナーの方は、腿の内側を自分の膝で押圧(おうあつ)します。１カ所を５秒、移動しながら大体３〜４カ所を押していきます。これを４往復行います（写真１）。

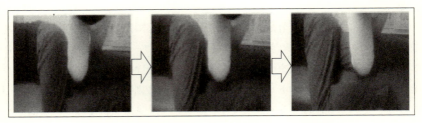

写真１　位置をずらしながら膝で押していく様子

　次に両手を重ねて同様に押圧していきます。これも４往復します（写真２）。

　内腿は、東洋医学的には、腎臓、肝臓、脾臓といった臓器の働きを促す反射ポイントでもあるので、日頃の健康養生法としてもお勧めのペアワークです。

　押圧後、症状が軽減するのが実感できると思います。

第11話 万能！内腿セラピー　23

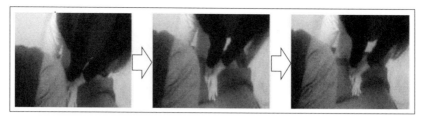

写真2　位置をずらしながら両手で押していく様子

第 12 話
整腸マッサージ

　便秘、下痢、腸炎等、腸のトラブルを抱えている方は非常に多く見受けられ、それに伴い胃腸薬を常備している方も少なくありません。胃腸薬は、日本で消費される薬のベスト3に入っているそうです。便秘は、大腸の特性や働きを生理学的に理解すると、難なく解決できます。ウイルス等の異物に対して抗体を作る免疫細胞はリンパ球ですが、そのリンパ球を最も多く保持しているのが大腸粘膜です。
　また、自律神経を整える作用を持つ脳神経物質セロトニンを最も多く保有するのも大腸です。ですから、リンパ球の生成を阻害する因子を遠ざけ、セロトニンを常に分泌する生活をすると、薬などに頼らずに腸のトラブルを解決できます。リンパ球の働きが弱まるのは、交感神経優位時と甘い物を継続摂取している時です。薬を飲む前に、スイーツや果物を断つことにチャレンジして下さい（酵素は鮮度の良い食材や発酵食品から充分摂れます）。
　セロトニンは太陽光を20分ほど浴びると脳で作られます。晴れている日の午前中、日光を浴びる時間を作りたいものです。またセロトニンの材料となる動物性タンパク質や鉄（レバーがおすすめ）もしっかり摂取しましょう。さらに、大腸は水分を吸収する臓器ですから、天然水（お茶、ジュースなどではありません）を摂取する習慣をつけましょう。善玉菌の餌になる食物繊維ももちろん摂りましょう。
　まとめると、甘い物を控える、日光を浴びる、タンパク質、鉄、天然水を摂ることで、腸は健康な状態になります。粘膜を強化するビタミンA群（牛乳、卵黄、

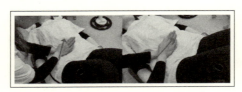

写真1　左から右にソフトに押し込む

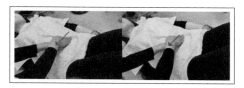

写真2　右から左にソフトに押し込む

人参、乳製品、レバー）や繊維を多く含んだ食材を摂ると、さらに良いでしょう。甘い物を控えるだけでもかなり改善されるはずです。便秘の時は、腸の動きが硬く、お腹も硬くなっています。

① 仰向けに寝て両膝は曲げます。
② パートナーの方は、呼吸に合わせてゆっくりソフトにお腹を左右に波打つように揉んであげます。指ではなく手のひらで10回行います（写真1、2）。
③ 次に、呼吸に合わせて腸の形状に沿って右腹の上行結腸↑（写真3）、横行結腸→（写真4）、下行結腸↓（写真5）と手のひらでとてもソフトに押し進めます。各結腸は3回くらいずつの呼吸で押し進めましょう。手を当てるだけでも温まり腹部神経が活発になります。

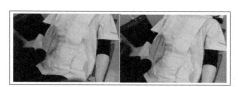

写真3　右腹部を下から上に押し進める

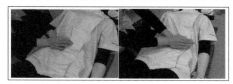

写真4　右上腹部から左上腹部に押し進める

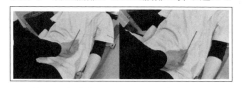

写真5　左腹部を上から下に押し進める

26　腰の歪み編

第 13 話
腎臓を強化する体操

　寒い季節には、膀胱や腎臓等の泌尿器が弱りやすく、その結果坐骨神経痛や腰痛になりやすいです。ここでは腎臓強化のエクササイズをご紹介します。

　腎臓は腰の上部にあり、腎臓や膀胱が弱ると、背骨・骨盤・腿の裏側・足の裏などの筋肉が硬くなります。背骨を上下に広げることで腎臓につながる脊椎神経の圧迫を緩和し、腰痛を予防することが目的です。

　肩幅程度に足を開き、両手を下から上にゆっくりと伸ばしていきます（写真1）。

　この時、かかとを浮かせず、足裏をしっかりと地面につけて踏ん張りながら背伸びします。

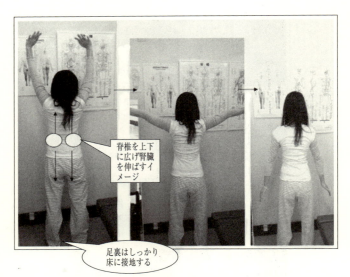

写真1　両腕を上に伸ばしていく　　写真3　両手を横に広げ　　写真4　下に下ろしていく

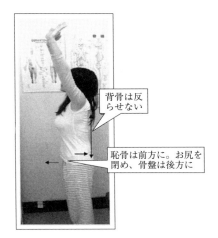

写真2　両脇もしっかり伸ばしていく

　足の指で地面をつかむような感覚です。
　顔は天井に向け、息を吐きながら腰から肋骨の脇をしっかり伸ばします。
　腰を反らせるのではなく、お尻の筋肉を閉めるようにして、臍(へそ)から下、恥骨は前方に傾けます（写真2）。10秒間伸ばしたら、ゆっくり両手を下ろしていきます（写真3、4）。
　この動作を10セット行い、腎臓を強化することで、腰痛を予防し姿勢を改善することができます。
　足裏の湧泉というポイントも腎臓機能を養生します（写真5）。ツボ押し棒等で2分ほど刺激するのも併せて行ってみてください。

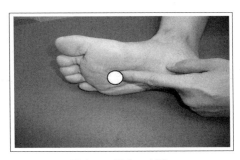

写真5　湧泉の刺激

28 腰の歪み編

第 14 話
下半身のペアワーク

　下半身の愁訴として代表的なものは、女性の場合は冷えとむくみ、高齢者の場合は膝痛と股関節痛です。

　そこで、整体的ペアワーク調整法をご紹介します。

　Aさん：調整を受ける方

　Bさん：パートナー

　パートナーのBさんは、うつ伏せになったAさんの足首を両手で持ち上げながら（写真1）、Aさんの大腿裏面の膝上・中腹・股関節（坐骨の下）の3カ所をゆっくりと踏んでいきます（写真2、3）。

　各カ所で5秒ほど、計3セット行いましょう。

　下半身が一気に軽くなり、膝の痛みが軽減します。上記の症状に悩んでいる方にぜひ行ってあげてください。

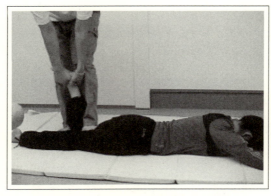

写真1　膝裏近くを足で踏み両手で持ち上げる

第14話 下半身のペアワーク 29

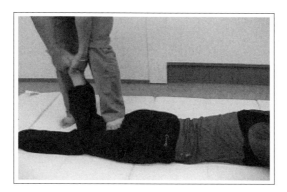

写真2 腿裏の中腹を踏む

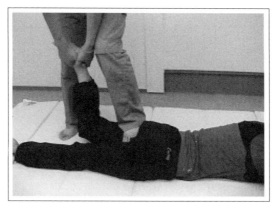

写真3 股関節の裏を押す

第 15 話
立 禅

　腰痛をおこしやすい方は、腰の一点に重心が集中し、腰筋を緊張させてしまっています。
　重心は下腹部(お臍の下)または殿筋(お尻の筋肉)下部で、お尻の穴を閉めるように立つなどの動作を行うと、腰の筋肉の負担が減り腰痛になりません。
　重心の位置を下げ、軸を矯正する「立禅」をご紹介します。
　両足を肩幅くらいに広げ、足先を真っすぐ前に向け、お臍をへこませるように下腹部に若干力を入れ、恥骨は引き上げ骨盤を後ろに回転させるように立ちます(写真1)。

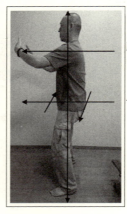

胸部もアーチを描く。

骨盤もアーチを描く。

写真1　肩の力を抜き背骨を真っ直ぐ立てる

　お尻の穴を閉めるように力を少し加えると、イメージしやすいはずです。母子球、踵でしっかり地面をつかみ、足裏の縦横のラインでしっかりアーチを作ります。

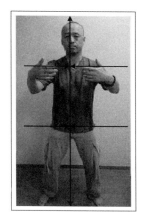

写真2　中心軸をつくる

　背骨は真っすぐに起こし、両腕は肩の高さに、手の幅は握りこぶし1つ分空けましょう。両膝は軽く曲げています。肩の力は抜きましょう（写真2）。
　鼻から息を吸って、口からゆっくり吐いていきます。5分前後が目安ですが、時間がないときは30秒でも構いません。
　これにより、腰に負担がかからない重心のかけ方をマスターできます。
　続けていると掌がピリピリと熱く感じたり、目や鼻の奥が脳天からツーンと突き抜ける感じも出てくることでしょう。身体に気が巡りだしている証拠です。

第 16 話
骨盤ワーク

　現在、ストレッチ、ラジオ体操、ヨガ、ピラティスなどさまざまな健康運動法がありますが、熱心に運動されている方はそれなりに柔軟性もあり、成果をあげられているようです。

　ただ、一般的に身体を前後に曲げたり反ったりするいわゆる前後屈の動きは皆さん柔らかいのですが、体側を左右に伸ばしたり縮めたりする動きは極端に硬かったり、バランスが悪くなっている場合が少なくありません。

　これではウエストのくびれに左右差が出たり、腰痛がある場合なかなか改善しません。上腕の動きにも影響するので肩の痛みを引き起こします。

　ここでは椅子に座ったまま簡単に身体の左右差を改善させる骨盤体操をご紹介します。

　椅子に座って右側の骨盤を持ち上げます（写真1）。

　右の肋骨と引き寄せるように行い、逆の左坐骨は椅子に押し付けます。

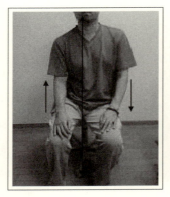 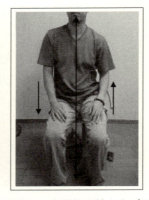

写真1　右骨盤を持ち上げる　　写真2　左骨盤を持ち上げる

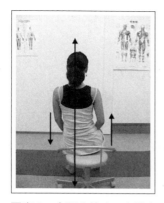 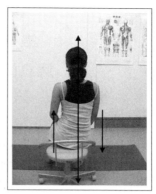

写真3　右腰を縮め、左腰を伸ばす　　写真4　右腰を伸ばし、左腰を縮める

　ただし、頭と胴体の軸は真っすぐを保ったまま行います。
　同様に反対側も行います（写真2）。
　筋肉的にはウエストの腰方形筋（ようほうけいきん）や腹斜筋（ふくしゃきん）、肋間筋（ろっかんきん）という筋肉を稼動させます。
　ウエストのくびれが少ないイコール筋肉が縮まっているイコール筋肉が弱いとも言えますので、そちら側が引き上げにくくなります。
　一動作5秒程を3セット行い、引き上げにくい側のみをもう3セット行って歪みを解消しましょう。
　腰痛予防だけではなく、前述の筋肉強化、ウエストの高さやくびれが違う場合、姿勢矯正、肩の高さの違いの矯正や、便秘解消にもおすすめの簡単体操です。

34 腰の歪み編

第 17 話
痺れについて

　人間は恒常性を維持するため筋肉や関節、内臓に異常があるとさまざまな症状が体表に現れて、痛み等とともにサインを送っています。腫れ、炎症、冷え、神経痛などです。その中でも腕や脚等四肢の体表に現れる「痺れ」について東洋医学的見解をご紹介いたします。

　腕の痺れでも現れる部位によって原因が多岐に亘ります。

① 　親指の痺れ、痛み…東洋経絡的には肺、気管支系のトラブル

② 　小指の痺れ…循環器系、頸椎7番、胸椎1番の歪み

③ 　中指、手の平真中の痺れ、汗ばむなど…ストレス、気に病んでいるとき

④ 　腕全体の痺れ、痛み…鎖骨周辺の筋肉の緊張（胸郭出口症候群、頸肩腕症候群）、手首の関節の詰まり（手根間症候群）、頸椎椎間板ヘルニア（首の痛みもともなう）、上半身のリンパの滞り

　また、脚の異常では次のとおりです。

① 　親指の痺れ、痛み…肝臓、脾臓（甘い物の摂り過ぎ）の疲れ（痛風または予備軍）

② 　薬指から脚外側の痛み、こむら返り…肝臓、胆嚢（たんのう）の疲れ

③ 　小指からふくらはぎの痺れ…泌尿器のトラブル

④ 　踵の痛み…泌尿器の炎症、更年期障害、甘い物の摂り過ぎ

⑤ 　人指し指から足首、脛（すね）（弁慶の泣き所）の痛み、痺れ…胃の疲れ

⑥ 　足の裏の違和感、痛み、膝痛…腎臓、副腎、肝臓の疲れ

⑦ 　腿裏外側の痛み、痺れ…生殖器の異常、椎間板ヘルニア、肝臓の疲れ

⑧ 　腿前面の痺れ、冷え…股関節、リンパの異常、脾臓の疲れ、免疫不全

⑨ 　膝裏のしこり、痛み、痺れ…胃弱、胃潰瘍、他胃のトラブル、甘い物（特

にアイスクリームや果物）の摂り過ぎ

　四肢の痛み、痺れに心当たりのある方は上記から確認してみてください。場合によって内科検診や脊椎のMRI検査をお勧めします。

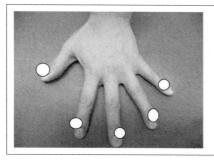

- ■親指…気管支、皮膚、免疫
- ■人差し指…大腸、消化器
- ■中指…ストレス
- ■薬指…自律神経の調整
- ■小指…血流改善、神経痛

図1　手の反射ポイント

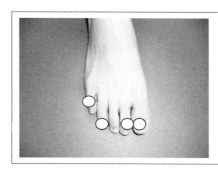

- ■親指…脾臓、自己免疫性疾患（指内側）、肝臓（指外側・人差し指寄り）
- ■人差し指…胃、消化器
- ■薬指…胆嚢、姿勢、筋肉疲労、脚がつる
- ■小指…膀胱、腰痛、神経痛

図2　足の反射ポイント

　また、以上のように指の爪の生え際は東洋医学ではそのまま養生ポイントにもなっています。ツボ押し棒等で2分ほど症状と照らし合わせて刺激するのもお勧めです。

第 18 話
骨盤のセルフケア

　運動・仕事・移動・ストレスなどが原因で骨盤の関節が硬くなり、腰痛の引き金になることがあります。ここでは、骨盤関節をほぐし、疲れ・痛みの予防および改善を行う方法をご紹介します。
　骨盤には脚を繋ぐ股関節、背骨の土台となる仙骨と骨盤を繋ぐ仙腸関節、仙骨と背骨を繋ぐ腰仙関節などがあり、どの関節が不具合でも骨盤のゆがみを引き起こし、痛みの要因となってしまいます。これらを同時に簡易に矯正します。
　まずは立って、前屈・後屈そして腰を回して状態をチェックします（写真1、2）。
　次に仰向けになって両膝を胸に引き寄せ、両手で膝を抱えます（写真3）。このとき、両膝の間は離れても構いません。そして両膝をしっかり胸に引き寄せたまま、左から円を描くように5回、回します。同様に右から5回、回し

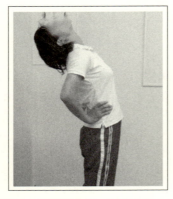

写真1　前後屈を行い痛みをチェック

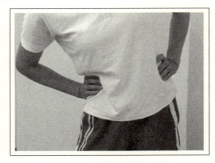

写真2　側屈や腰回しでもチェック

第18話　骨盤のセルフケア　37

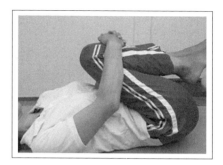

写真3　両膝を抱え、左右5回ずつ回す

ます。ゆっくり回すことによって、股関節・恥骨・腰などの引っかかり・違和感・痛みを感知します。回しにくいと感じた側にさらに5回、回します。

　立ち上がって最初のチェックを行うと、柔軟性が向上し、痛みが和らいだことを実感できるでしょう。

第 19 話
正座を崩して鍛える

　正座の姿勢からいったんあえて正しくないとされる姿勢を行い、バランスを改善させる方法をご紹介します。
　まずは正座になってみます。このとき、足を重ねないようにしましょう。重ねている側の足首が内側へ歪み、外踝(くるぶし)側が出っ張り、膝や股関節まで歪む原因となるからです。どうしても重ねたい場合には、親指までにしてください。

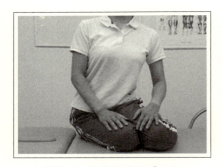
写真1　正座を右にずらす

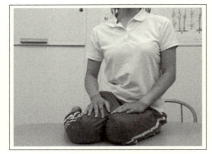
写真2　正座を左にずらす

　正座の姿勢からお尻を右側にずらして横座りします（写真1）。次は左側に横座りします（写真2）。左右を比べて座りやすい側を確認してください。ほとんどの方に左右差があるはずで、それは膝・股関節・骨盤の関節が歪み、座りやすいと感じた側に背骨も湾曲しているからです。
　今度は座りにくい側に横座りします。さらに両手を頭の後ろで組んで胸を開き、背筋を伸ばして上半身を反対側に倒します（写真3）。腰から脇までしっかり伸びる感じが得られるまでストレッチします。10秒以上、可能なら30秒

第19話　正座を崩して鍛える　39

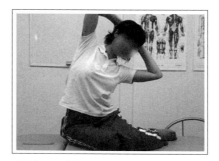

写真3　倒しにくい側でストレッチ

ほど継続します。身体の軸が定まらない場合、また背中や下肢のストレッチを行う前に、まずこの体操で重心を整えるとよいでしょう。

第 20 話
スワイソウをやってみよう！

　中国の武術・健康法に「スワイソウ」という体操があります。簡単な割に多くの効能が望めます。ポイントはただ脱力すること。一見簡単そうですが、これがなかなか難しいようです。

　足を肩幅と同じか、やや広めに開きます。背骨を真っ直ぐにして、上半身はできるだけ脱力し、ゆっくりと胴体を左に捻ります（写真1）。常に両肩と腕をリラックスさせて、でんでん太鼓のように、慣性によって腕が振れるに任せます。

　結果として、左手は右のお尻、右手は左の骨盤前面あたりに触れるはずです。今度は右に捻ります（写真2）。右手は左のお尻、左手は右の骨盤前面あたりに触れるようにします。

　これはあくまでも目安ですので、それを目標に振るのではなく、無意識に胴体を捻った結果、腕がそこまで振られているという感覚が望ましいです。これ

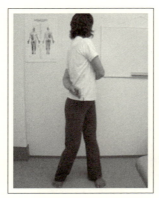
写真1　脱力しながら左回旋

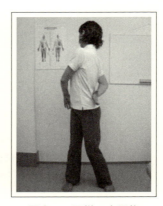
写真2　同様に右回旋

をリズミカルに、左、右、左…と繰り返します。回数をこなすと、より脱力感がつかめてきます。

　頭の中は常に脱力、脱力…。これを繰り返すことにより、骨盤の中の仙腸関節、背骨の脊椎関節、肩甲骨、肩関節、股・膝関節などのあらゆる関節が稼動し、左右の筋肉が均等に弛緩します。

　具体的には、腰痛・下肢痛・肩こり・五十肩の改善促進に効果的です。体幹を捻るので、ウエストの体操にもなります。しっかりした体の軸が形成され脱力を身につければ、歩行を含めたあらゆる運動、スポーツのパフォーマンス向上に役立ちます。ですから、運動前後のウォーミングアップ、クールダウンにも適しています。

　回数は最初は 50 回程度でよいと思います。時間と気持ちに余裕があれば、徐々に無理のない程度に増やせばよいでしょう。何よりも終わった後、気分が爽快になることが大切です。

第21話
大腿筋膜張筋を柔軟に

　ここでは大腿筋膜張筋についてお話したいと思います。
　大腿筋膜張筋は靭帯(じんたい)と合流するので非常に長く、骨盤の外側から膝下までを覆っています。この筋肉が硬いと、O脚、有酸素運動を行うと足腰が疲れやすくフォームが崩れやすい、膝・腰の痛み、背中や脚等の筋肉がつる等の症状を引き起こします。
　腰の筋肉のストレッチやマッサージを行っても痛みがとれない場合、この筋肉が原因であることが少なくありません。骨盤や背骨の歪みの原因にもなります。心当たりのある方は、早速チェックしてみてください。
　脚を肩幅くらいに開いて立ち、両手を腰に当て、上半身をゆっくり真横に倒します。左右行ってみて腰に痛みを感じる、または痛みはないが倒しにくいと感じた側の反対側の筋肉が問題になります。
　ゆっくりと膝を正面に引き上げます（写真1）。上げにくい方の筋肉が問題

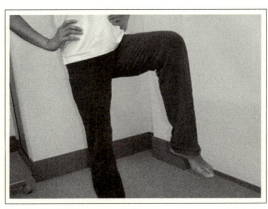

写真1　左右に膝を引き上げ、上げにくい側をチェック

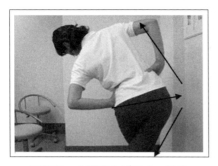 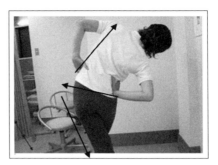

写真2　右脚が上げにくい場合　　写真3　左脚が上げにくい場合

になります。こちらのテストの方が判定しやすいでしょう。

　問題になる側の脚を逆の脚の後ろにクロスさせます。クロスさせた側の膝を伸ばしたまま、逆の膝をゆっくり曲げていきます。骨盤の外側から膝の外側にかけて強い突っ張りを感じるまで、骨盤をそのまま横方向へスライドさせます（写真2、3）。15〜30秒行います。

　もう一度テストを行うと、痛みが改善し、脚も引き上げやすくなるはずです。

　東洋医学では肝臓や胆嚢の疲れを示唆するポイントでもあります。身体全体の疲労状態を表し、筋肉全体のしなやかさの指標となるポイントでもあります。

第 22 話
実際に怪我をした場合

　実際に痛みがピークに達した時の対応について考えてみたいと思います。

　ここでいう怪我とは、慢性的にじわじわと辛さが増したものではなく、突発的に痛みが襲う急性期の症状が対象となります。例えば、寝違えやぎっくり腰、足首や膝等の捻挫、打撲などのことです。

　基本的には「RICE 処置」という対処法が、コンディショニング業界で基本となっています。それは、REST（安　静）

　　　　　ICING（冷　却）

　　　　　COMPRESSION（圧　迫）

　　　　　ELEVATION（挙　上）

の頭文字をとったものです。簡単にいうと、痛みの中心部位の内出血の広がりを抑え、炎症を食い止めることが目的です。適切な応急処置で痛みも軽減します。

　中でも絶対に覚えておいていただきたいのが、安静と冷却です。

　捻挫やぎっくり腰になったからと、下手にストレッチやマッサージを行うと、炎症がひどくなるだけです。温泉やお風呂に入って温めたり飲酒をするなどは言語道断です。一時的に楽になることはあっても、炎症が治まり痛みが引くまで、かえって時間がかかったり、痛みが逆に激しくなることもあります。

　施術でいらっしゃる患者さんでも、3日以上経っても痛みがまったく引かない方は、例外なく以上のような間違った対処をしています。ぎっくり腰などは特に、急性期は絶対安静です。関節の動きをつければ楽になりますが、それでも施術後はお風呂には入らず、患部を冷やすように勧めています。

　痛みが出た当日は、できればビニール袋に氷水を入れて2時間に1回、20分くらい集中的に冷やすのが効果的です。それができなければ、冷シップくら

いは張った方がよいでしょう。8時間に1度取り替え、1日3回貼りなおします。3日から1週間経って痛みが緩和してきたら、徐々にストレッチを行ったり、治療院で診てもらいましょう。

　慢性的な重さ、だるさ、疲労感はゆっくり温めるのがよいですが、このような急性症状、いつもと違う痛み、違和感の時は温めることを避けるほうが無難なので覚えておいてください。

第 23 話
捻って矯正

　立ったまま身体を矯正する健康法をご紹介します。
　身体の歪みにはある程度決まったパターンがありますが、特に捻れる歪みについて考察します。
　壁を背に30cmほど前に、足を肩幅くらいに開いて立ちます。そこからゆっくり息を吐きながら、身体を後ろに捻って両手を壁につけます（写真1）。同様に反対も行います（写真2）。

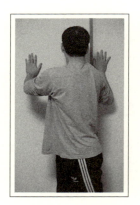
写真1　右回旋

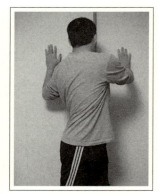
写真2　左回旋

　その際、両足は最初のポジションのまま動かしません。両手がつかない方は、捻る動きが硬すぎると認識してください。
　これは左右差以前の問題です。左右差があるとさらに問題なのですが、実際にはほとんどの方に差があると思われます。
　しっかりと胸を張って背筋はできるだけ曲げずに行うことがポイントです。

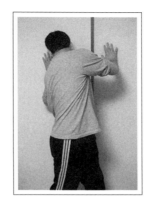

写真3　捻りにくい側を行う、写真は左回旋

　捻りにくいと感じる方を20秒ほど行います。その際、息を吐きながら首も捻り、さらに腰は捻っている側に倒します（写真3）。もう一度左右を確認すると、差が改善されているでしょう。

　足首、膝関節、股関節、脊椎、肋骨、首、肩の矯正になるので、日頃から身体に違和感がある方、ゆっくりストレッチする時間がない時、ゴルフなど決まった方向にしか動作をしないスポーツ前後のメンテナンスにお勧めのエクササイズです。

　最初は両手がつかない方も、続けることによって日を追うごとに柔軟性が出て、やがてつくようになります。

第 24 話
骨盤・下半身連動矯正法

　骨盤は大腿骨と股関節で繋がっています。
　大腿骨は下腿の脛骨と膝関節で繋がり、脛骨は足と足関節（足首）で繋がっています。
　歩行や走行時の着地の際、その衝撃を吸収するクッションの役割を果たすのが、前述の足関節・膝関節・股関節です。脚を前へ運ぶ推進力の源は骨盤と股関節を繋ぐ大腰筋で、骨盤の中の仙腸関節が中継地点になります。
　つまり、仙腸関節の動きが悪いと脚はスムーズに動かず、骨盤が歪めば股関節が詰まるため各関節の連動が悪くなり、股関節痛や膝痛へと発展することもあります。また、下肢のクッションである各関節の動きが悪くなると、腰痛にもなってしまいます。日頃から下半身と骨盤をしっかり連動させて脚や腰の痛みを予防し、力強い歩行を実践しましょう。
　左足を前に右足は後ろに、半身の体勢で立ちます（写真1）。

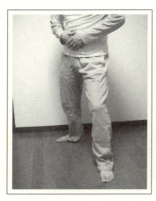
写真1　右足を後ろに引く

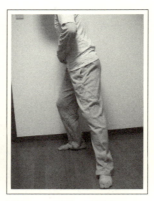
写真2　右足に体重をかけ、骨盤も右に向ける

第24話　骨盤・下半身連動矯正法　49

　両手は骨盤の方向を意識させるため、お臍の上に添えます。一度重心を右足にかけ、お臍の向きも右に向けます（写真2）。次にお臍を左つま先にしっかり向けながら左足に重心をかけます（写真3）。同様に逆の脚でも行いましょう（写真4、5、6）。

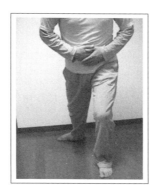

写真3　骨盤を前方に回旋し左足に体重をのせる

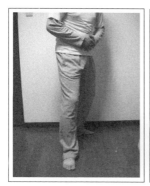 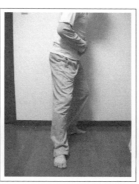 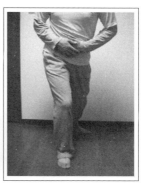

写真4　左足を引く　　写真5　左足体重、骨盤　　写真6　骨盤を前方に回旋し
　　　　　　　　　　　　　　　も左に向ける　　　　　　　　右足に体重をのせる

　この動作を繰り返し、慣れてきたらリズミカルに素早く動かします。すると、骨盤が横回転して大きく動きます。片側20〜40回程行うとよいでしょう。
　足首・膝・股・仙腸関節のすべての関節が連動して、骨盤・下半身が矯正されます。

第 25 話
腰を牽引しましょう

　整形外科等で腰椎、つまり腰の部分の背骨を機械でゆっくり引っ張る「牽引」は、よく目にする光景です。
　背骨はいくつもの椎骨が重なって形成される骨ですが、「牽引」はその椎骨間を少しでも広げることを目的としています。
　この原理を応用すれば、ペアワークのストレッチでも、背骨の牽引と同様の効果を得ることが可能です。
　仰向けの状態で両膝をしっかり曲げます。
　パートナーの方は膝の前に座り、両膝を抱えてゆっくり手前に引きます（写真1）。すると骨盤が浮いてきて、腰がゆっくりとパートナー側に引っ張られていきます（写真2）。
　さらに両手を挙げてバンザイの姿勢をとると、腹筋もストレッチされます。30秒ほどしたら、元に戻していきましょう。

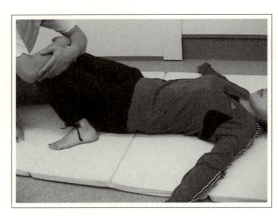

写真1　両膝を抱えて手前に引く

第25話　腰を牽引しましょう　51

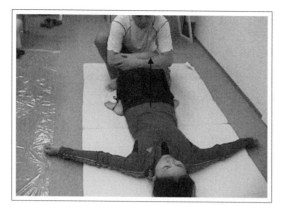

写真2　ゆっくり引いてゆっくり戻す

　急激に戻すと痛めることがありますので、牽引の時よりもゆっくりゆっくり戻すよう、気をつけて行ってください。
　牽引後は、腰の前後屈が楽になります。

第 26 話
寒い季節は末端から身体をほぐしましょう（Ⅰ）

　冷え症の方は非常に多いですが、冷える、寒いという感覚だけでもストレスになり、交感神経を優位にして血管を収縮させ、その結果血流が悪くなりさらに筋肉も硬くなりやすくなります。

　また、つい首をすぼめて肩に力が入ると、やはり筋肉が緊張してしまいます。

　そうすると背骨や肋骨が圧迫されるので、冷えているときは胴体が硬くなりがちです。さらに末端への神経や血液の流れが阻害されて、指先等がこわばったり冷えたりしてしまいます。そこで今回は、指先から刺激して胴体を柔らかくする整体法をご紹介します。

　椅子に座り両手を頭の後ろに組んで、ゆっくりと胴体を左右に捻って背中の

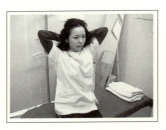

写真１　両手を後ろに組む

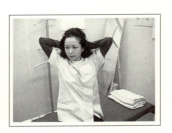

写真２　左右に捻ってチェック

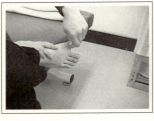

写真３　右に捻りにくい場合
　　　　右足親指を

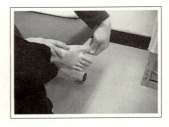

写真４　左右に８回ずつ回す

第26話　寒い季節は末端から身体をほぐしましょう（Ⅰ）　53

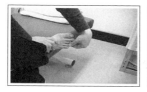
写真5　薬指も回す

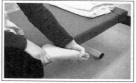
写真6　さらに足首

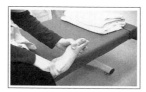
写真7　左右に8回ずつ回す

　柔軟性をチェックします（写真1、2）。
　胴体を右に捻りにくいと感じたら、右足の親指を刺激します。爪の生え際をつかんで左右に8回ずつ回します（写真3、4）。
　次に薬指の爪の生え際をつかんで、同様に8回ずつ回します（写真5）（いずれも第17話をご参考に）。
　そして最後に足首全体を8回ずつ回します（写真6、7）。

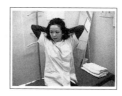
写真8　右に捻りやすくなる

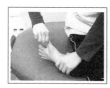
写真9　左足親指

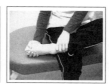
写真10　左右に8回ずつ回す

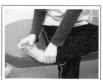
写真11　さらに足首

写真12　左右に8回ずつ回す

　もう一度右に捻って比べてみると、捻りやすくなっているはずです（写真8）。今度は、胴体を左に回しにくい場合には、同様に親指の爪の生え際を8回ずつ回した後、人指し指の爪の生え際を8回ずつ回します（写真9〜12）。

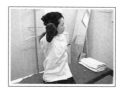
写真13　左に捻りやすくなる

　もう一度胴体を左に捻ると動きが改善します（写真13）。
　1〜2回、足指回し、足首回しを行いましょう。
　※右に捻りにくい…肝臓の疲れを示唆、親指や薬指はその反射ポイント。
　※左に捻りにくい…脾臓の疲れを示唆、親指や人差し指はその反射ポイント。

54 腰の歪み編

第 27 話
グッドモーニング

　例えば寒さが身にしみる季節になると、つい身体をかがめ姿勢が悪くなってしまいます。晴れている日にはなるべく太陽を浴びて、セロトニンを分泌させたいものです。セロトニンには、血流を安定させたり、姿勢を正しく保つための抗重力筋を安定させる働きもあるからです。また骨を強化させるだけではなく、さまざまな免疫作用も期待できるビタミンDは、日光浴だけでも分泌が促されます。

　抗重力筋とは読んで字のごとく、重力に対して常に姿勢を真っすぐに保つ筋肉です。その代表例の一つが、背骨の両脇を走行して支える筋肉群の総称、脊柱起立筋です。

　姿勢が気になる方、腰の曲がりを防ぎたい方は、日頃からこの脊柱起立筋を強化しつつ、太陽を浴びる時間を確保することをお勧めします。

　グッドモーニングといわれるエクササイズをご紹介します。

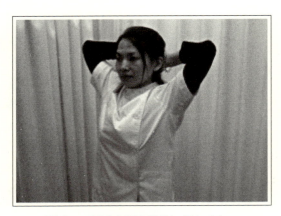

写真1　両手を頭の後ろに組んで立つ

足を肩幅くらいに開いて立ち、両手は頭の後ろに組みます。しっかりと腕を開き、背筋を真っすぐ伸ばしましょう（写真1）。

その姿勢を保持したまま、上半身を前屈していきます（写真2）。膝は多少曲がっても構いませんが、背中は丸まらないところまで曲げていきます。顔を上げておくと背中を伸ばしやすいです（写真3）。

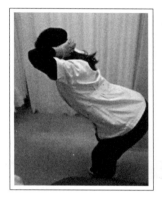 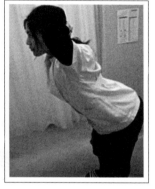

写真2　背中を伸ばし前屈　　写真3　ゆっくりと姿勢を戻す

そこからゆっくり元の姿勢まで戻していきます（写真4）。

背中や腰を途中で丸めてしまうと腰痛を引き起こしますので、曲げないようにご注意ください。

スペースを問わず手軽にできる背筋運動です。5〜10回で充分です。予防・強化運動として最適エクササイズなので、違和感、痛みがある時は行わないでください。

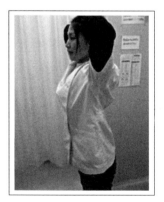

写真4　最後は真っすぐ伸ばす

第 28 話
恥骨ケア

　足のつけ根、股関節付近に違和感を感じたことはありませんか？
　歩行時にひっかかり感、詰まり感、痛みを感じたことがある方は意外に多いようです。股関節の硬さが影響しているように感じて、体操やストレッチを試みるものの、なかなか違和感がひかない場合が多いようです。
　それは、硬さや股関節ではなく、骨盤の一部で生殖器を守る恥骨が原因だからです。

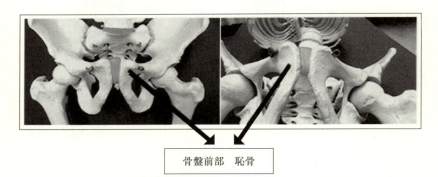

図1　股関節付近の痛みは恥骨の歪みからはじまる

　股関節前部のすぐ近くに存在すること、股関節付近のリンパ節の炎症とそれに伴う恥骨の歪みによって、問題が股関節にあると錯覚してしまうことが非常に多く見受けられます。
　その状態が長く続くことによって、股関節が圧迫されて炎症が広がり、股関節疾患、人工股関節手術に発展すると筆者は考えています。
　スポーツ選手が股関節痛を発症する場合、そのほとんどが、恥骨とリンパ節の問題を抱えていると個人的にはにらんでいます。

ではなぜ、恥骨が歪むほどにリンパの炎症、滞りが起こるかというと、リンパ（免疫系）の問題は甘い物、果糖等の継続摂取が根本原因で、リンパ節でキャッチされたウイルス等の異物が炎症を引き起こしている、ということが考えられます。

その証拠に、脚の付け根に違和感が出た場合、糖（特にチョコ等のスイーツ、アイスクリームや果物）、炭水化物をしばらく断つとその違和感は消えるはずです。まずは糖を断つことから実践してみてください。

さらに恥骨をパートナーで矯正すると、より早く違和感がなくなります。

仰向けに寝た状態で、内股、恥骨が隆起している付近を恥骨に向かって、掌で真下に2〜3分しっかりと押します（写真2）。少し痛みを感じるくらい強めに押します。しばらくすると拍動を感じ、恥骨が動く感じが出てきます。

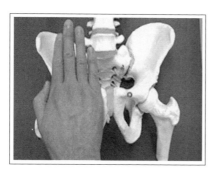 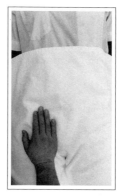

写真1　隆起している恥骨に手を当てる　写真2　2〜3分押す

そこで手を離すと、滞っていた血液やリンパが一気に解放され、熱を感じるでしょう。違和感、歩行時の引っかかり感からも解放されます。

第 29 話
腰痛とタンパク質の関係

　当院には腰痛を患い来院される方が少なくありません。

　西洋医学、整形外科学の分野では、二足歩行の人間は重力に対して不均衡になりやすく、腰痛は宿命である、大多数の方が腰痛になるとまことしやかに言われていますが、本当にそうでしょうか？

　背骨の腰の部分に当たる腰椎は横から見ると前湾していて、確かに上から圧力がかかるとヘルニアや圧迫骨折を引き起こします。ただ、その原因を年齢や運動不足、二足歩行に言及するのは、非常に無理があります。

　中高齢者、運動経験の有無にかかわらず腰痛でない方も多いはずです。また、四足歩行の動物でも、ぎっくり腰やヘルニアになります。

　その原因は、実は腎臓や肝臓などの内臓不良、そしてストレス、飲食や生活リズムの乱れなどが自律神経を介して引き起こしていることが大半の要因となります。

　歳のせいにせず、また諦めず、まずは飲食やストレス等を見直すべきです。

　では、自律神経や内臓不良以外でどんな要因が考えられるでしょうか。

　その一つとしてタンパク質の不足が挙げられます。

　腰を支える筋肉に限らず、筋肉はアクチンとミオシンという筋フィラメント（筋肉）を構成する細胞が連結して成り立っています（図1）。

　そして筋肉の収縮や弛緩とは、ミオシンフィラメントとアクチンフィラメントとが入り込んだり離れたりしてスライドすることです。

　これらの筋肉細胞はタンパク質でできています。ヘルニアやぎっくり腰、慢性的な腰痛等であっても骨格、脊髄性であっても、それらを支えるのはタンパク質でできた筋肉細胞なのです。

　これらの細胞が酸化、糖化等により劣化や炎症や変性を起こしたり、断裂な

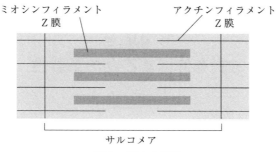
図1　筋肉の構造

どの損傷を起こすことで、骨格を安定的に保持できなくなってしまうのです。

このように、細胞はストレスやアルコール、甘い物の継続摂取等の飲食バランスの乱れにより変性を起こしますが、常に酸素や栄養補給によって新しい細胞に生まれ変わる代謝を行っています。その栄養補給がタンパク質の摂取と言えます。

普段の飲食が炭水化物に偏り、タンパク質が不足することも、腰痛の根本原因の一つと言えます。食事の割合で野菜、果物ばかり摂取して痩せていたり炭水化物中心で肥満傾向の方で腰痛持ちの場合は、タンパク質不足や腎臓の疲労が原因であることが多いようです。

正常な細胞の新陳代謝を促すためにも、卵、豚肉、イワシなどの良質なタンパク質を毎日充分に摂取することを強くお勧めします（大豆タンパクはアミノ酸スコアが低いので効率的なタンパク質摂取とは言えません）。

第 30 話
お腹を伸ばすことの重要性

　腰痛の方の腰椎（腰の背骨、5つの椎骨で成り立つ）を触診すると、横から見ると生理的に前方に湾曲しているはずの椎骨が後方に突出して椎骨間が狭くなっている特徴があります。本来の腰痛のうち、脊椎すべり、分離症、ヘルニア等はごくわずかで、その他は前述のように脊椎的には前湾でなく後方へスライドして突出していることから起きています。

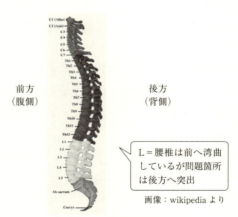

図1　脊椎の生理的湾曲

　これが示唆しているのは、立位であれ座位であれ、本来の前湾が失われる姿勢を継続しているということです。もちろん、背骨を支える筋肉は緊張していますが、筋肉が収縮して緊張している一般的なコリではなく、腰椎が後方突出してしまっている（前傾姿勢が原因で、筋肉はむしろ伸張、つまり伸びてしまって緊張状態にある）ということです。ですから、腰を前屈させて筋肉を伸ばす体操やストレッチは、緊張や湾曲不良を増長させてしまうことになります（写真1）。

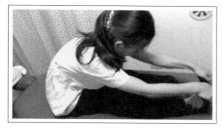

> 前屈させるストレッチは逆効果！ 後方突出を増長させます。

写真1　一般的な前屈ストレッチ

　繰り返しますが、ほとんどの腰痛は、すでに腰の筋肉が伸びてしまっていて、伸ばす必要があるのは、腰の筋肉の逆側の腹直筋（腹筋）です。実際、腹筋が縮まるような低い椅子や前傾姿勢、前屈みの繰り返し動作などが腰痛を増長させているケースがほとんどです。腰の筋肉を伸ばすのではなく縮めること、そして腹筋を伸ばすことが（写真2）、ほとんどの腰痛の対処法となることを心得ておいてください。

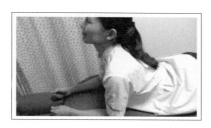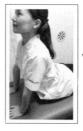

> 柔軟性がある方、痛みが少ない方、デスクワークや姿勢不良が気になる方、予防としては両手をついて行う。
>
> いずれも30秒から1分くらい

写真2　痛みがやや強い場合、柔軟性がない方、高齢の方には、
　　　　肘をついたお腹伸ばしがお勧め

　腹筋を伸ばすことによって癒着した内臓が広がり、下垂した肋骨が引き上げられるので、姿勢の改善に最適です。ちょっと腰が重く感じられるとき、腰痛予防のためにも、普段から腹筋を伸ばしてください。

　痛みが強い場合は前屈でも後屈でも痛いのですが、骨格矯正をすると、腹筋のストレッチが楽にできるようになります。姿勢不良と腰痛が慢性化した高齢の方にも著しい効果があります。腹筋だけ伸ばせば大丈夫と言っても過言ではありません。

第 31 話
たまには逆側も広げよう

　一般的な股関節のストレッチというと、足の裏側を合わせ胡坐をかくような姿勢で股を広げたり（写真1）、座位の姿勢から両脚を左右に広げて開脚を行う動作（写真2）が思い浮かぶと思います。とにかく、股関節というと広げること、股割を柔らかくすることが重要だと浸透しているようです。もちろん間違いではありませんが、そもそも股関節の形状は球状で、骨盤に対して前後左右に大きく稼動する特性があり、他の関節よりもよく動きます（写真3）。

　股関節の違和感を感じた場合、第28話「恥骨ケア」でもご紹介した通り

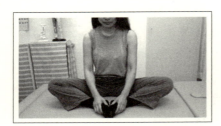

写真1　一般的な股関節ストレッチ

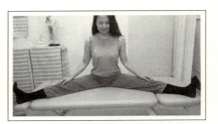

写真2　開脚ストレッチ

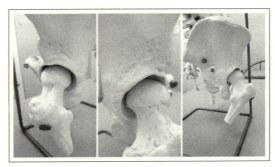

写真3　本来、球状をしており前後左右に稼動する

恥骨の歪み、その周辺のリンパの滞り、靭帯の肥厚や変性が原因と言えるのですが、多くの方は股関節が硬いことが原因と考え、広げよう、開脚しようとしてしまっています。実はこの動きだけでは恥骨の歪みを増長させてしまうのです。そして、たいて

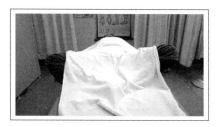

写真4　写真では右が開いている

い、違和感がある側の股関節はすでに開いてしまっていることが非常に多いのです。仰向けの状態から両膝を曲げ、左右に膝を開きます。膝が床に近い側が開いてしまっている状態といえます。写真4の場合右膝が床に近いので広げるストレッチは歪みを増長させてしまいます。

　このチェックをして違和感がある側が開いてしまっている場合、ストレッチやクラシックバレエ、ヨガに見られるような開脚動作はすぐに控えるべきです。開くのではなく内旋といって内側に伸ばす動作を行わなければなりません。この股関節の左右差は、腰痛、坐骨神経痛等を増長させる要因の一つになりますし、さらに間違えてよけいに伸ばしてしまっている方が多いので股関節を損傷させ恥骨を歪ませることにもなります。

　仰向けの状態から開いていた側の膝を曲げ、膝から下は90度に曲げ外側に広げます。膝から上の大腿部は骨盤から真っ直ぐ伸ばした位置をキープします。

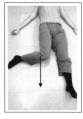

写真5　右脚は開かず内旋させる

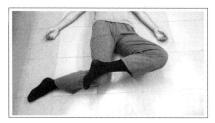

写真6　逆の足で膝を押してさらにストレッチを加えてもよいでしょう

※7〜8割で男性は左股関節が外転（外に開きやすい）気味、女性は右股関節外転気味です。

第 32 話
簡単！ 脚の疲れの解消法

　脚の疲れがたまってだるくなると、夜寝苦しくなることはありませんか？立ち仕事ではもちろん、長時間座っていても足がむくむことがあると思います。長時間移動する時や、余暇活動、スポーツ後にも、だるくなることがあるのではないでしょうか？

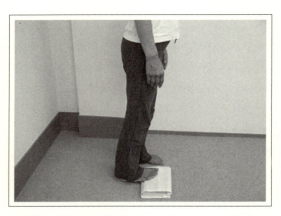

写真1　台につま先をのせ、膝はしっかり伸ばす

　足のだるさの解消法がテーマです。そしてやり方はとてもシンプルです。電話帳くらいの厚さの台を用意し、片方の足先をその上に乗せましょう（写真1）。この時、踵はしっかりと床につけ、アキレス腱からふくらはぎにかけて突っ張る、伸ばされて痛気持ち良い感覚が得られるような位置と角度を自分で探しましょう。

　留意するポイントは3つあります。
　①　絶対に膝を曲げない。

② お尻、腰が後ろに引けないように、踵の直線上に腰を持ってくる。

③ 逆足はストレッチしている足と同じラインに置く。

簡単でしょう？ 両足一緒に乗せても構いませんが、初めは片足ずつ行い、慣れてきたら両足を乗せましょう。30秒〜2分くらいかけて行います。

意識して膝の裏を伸ばすようにしてください。

さらに慣れてきたら、その状態で、なるべくお尻を後ろに引かないようにして、上半身をゆっくり前屈してみてもよいでしょう。お尻、腰のストレッチにもなります。これにより膝の裏のリンパ節が緩んで、リンパや血液循環の滞りが改善します。脚の静脈は心臓から遠い位置にあるため、逆流を防ぐための弁があるくらいなのですが、筋肉が硬いままだと血液が停滞し、ひどくなると静脈瘤の一因になってしまいます。

足首の関節は全体重がかかる部位の一つで、加齢とともに放っておくと一番硬くなりやすい関節ともいえます。この関節のクッションがなくなると転倒、膝痛、腰痛、こむら返り等の引き金になります。だるさがない時でも、階段や、スカレーターの段差などを見つけて毎日ストレッチする習慣をつけましょう。

また長時間座り続けることが重なると、エコノミークラス症候群を増長させる恐れもあります。脚のだるさはもちろん、前述した静脈瘤、むくみ、末端冷え性、捻挫、O脚の予防にも大変効果的です。

膝の裏のリンパ節の滞り、しこり、異常なだるさは根本的に上白糖を過剰に含むスイーツ、アイスクリーム、果糖が多量の果物等の継続摂取と疲労、ストレスのミックスが根本原因です。ストレッチを実践しつつも、口にするものにも充分留意してください。

第33話
摺り足歩行をやってみる

　昨今、「歩く」という日常単純な動作が見直され、生活習慣病を予防する代表的な有酸素運動として重要な役割も担っています。また、ただ歩くだけではなく、姿勢やフォームを意識するとさらに副次的な効果も期待できるということが注目されています。今回は一般的に美しいとされる理想のフォームとはあえて違う形で、視点をかえて歩行の重要性をご紹介します。

　日本の伝統芸能である能、日本舞踊の所作などにみられる摺り足歩行から考えてみます。現代人の歩き方と違い、両膝は常に曲がり、腕の振りは無く、スーッと足の裏を床に接地したまま移動するのが特徴です。この動きを実際に試してみましょう。身体バランスに歪みがあると頭がぶれたり、片方の足が前に出しづらかったりと軸が定まりません。

　具体的には、両膝を曲げ腰を落とし、背骨は床に対して垂直に維持します。両手は骨盤の前側の出っ張った骨である腸骨に置くとよいでしょう（写真1）。

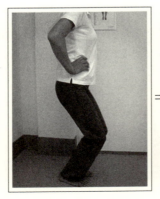 ⇒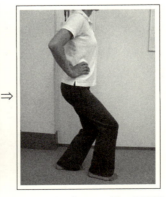

写真1　両膝を曲げる　　写真2　曲げたまま摺り足移動

足の裏を常に床に接地したまま、滑らせながら前に移動します（写真2）。常に足首を曲げていないと摺り足にはなりませんね。胴体と頭は前後左右にぶれないように留意します。そのまま、後ろに下がってもよいでしょう。

この歩行の練習を行うと身体にしっかり中心軸が作られるので、現代的な歩行をこの後行うと軸がぶれずに真っすぐスムーズに歩けます。体の中心、そして移動する方向へ地面に垂直に走る縦の軸を意識できるようになると、歩行、ランニング、テニス、ゴルフなどあらゆる身体動作がスムーズに力強く行えるようになります。

もちろん足首の柔軟性を養い、下腿（ふくらはぎ等）や大腿部の筋力効果も期待できます。

伝統芸能の所作にはやはりきちんと理由があるのです。思い出したら練習してみてください。

※靴は履かずに行うので室内で練習しましょう。

第 34 話
脚の血行を改善させる

　寒い時期になると、冷えにより筋肉が収縮して浮腫んだり、だるさが出て、末端が冷えてしまいがちです。

　また、長時間の移動やデスクワークによる座位の姿勢からくる圧迫により、下肢のリンパの流れや血行が悪くなってしまいます。その他、捻挫・骨折の既往歴、腎臓・婦人科疾患などでも、脚の血行は悪くなります。

　そこで、セルフマッサージとストレッチを組み合わせた、脚のだるさと血行不良を回復させる方法をご紹介します。

① 体育座りになり、両手の爪側を合わせて、脚の裏側の付け根（お尻の下あたり）に指を当て少し押し込んだまま、ゆっくりと膝裏まで滑らせます（写真1）。30秒かけてゆっくりと、真中、外側、内側と3回くらい行うとよいでしょう。

② 両手の親指を合わせ、膝裏から足首まで押し込んだまま滑らせます（写

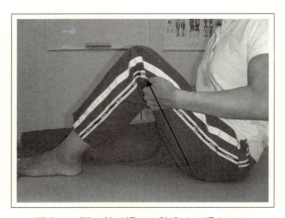

写真1　脚の付け根から膝裏まで滑らせる

第34話 脚の血行を改善させる　69

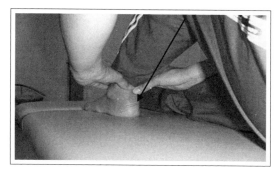

写真2　膝裏から踵まで滑らせる

真2)。これも30秒くらい行います（いずれも入浴時、ボディソープを利用したりトリートメントオイルを使用するとさらに行いやすくなります）。

③　アキレス腱をしっかりつまみ、つま先を上下に、できるだけ大きく動かします（写真3）。特に、ヒールを履く機会が多い方や過去に捻挫をしたことがある方は、アキレス腱が収縮し足首の関節が硬くなっていますので、30回は行いましょう。

④　最後に、第32話でご紹介した、台につま先を乗せて膝裏を伸ばすストレッチを行います（写真4）。踵をしっかりと床につけ、反対の足は乗せている足と同じラインに立ちます。マッサージを行う前より伸ばしやすくなって、気持ちよく行えるはずです。

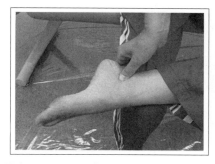
写真3　アキレス腱をつまんで足首を動かす

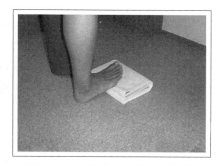
写真4　つま先を台に乗せて伸ばす

第 35 話
膝から下を調整する

　膝から下の前側の脛骨周辺の筋肉を調整する必要性について説明します。
　脛骨とは、弁慶の泣き所にあたる骨で、その外側の腓骨と共に下腿部を形成しています。
　一般的にマッサージやストレッチなどで筋肉を調整する場合、ふくらはぎ（ひらめ筋など）側に重点が置かれることが多いようです。確かにふくらはぎ側は、足首の柔軟性や静脈瘤に大きく関わる大事なポイントですが、拮抗筋である脛側の前脛骨筋や腓骨筋なども同じくらい大事な筋肉です。
　脛骨周辺の筋肉は、つま先を上に反らせるために必要な筋肉で、ここが硬いと足首が硬くなるため、キックの動作で疲れたり、転倒しやすくなります。結局、いくらふくらはぎを緩めても、脛側が硬いとふくらはぎ側も硬縮してしまうのです。
　また東洋医学的には、脛骨側の筋肉には、胆のう・胃を調整するポイントが

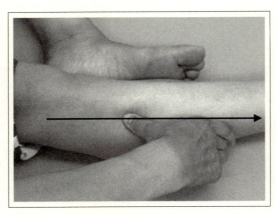

写真 1　膝から足首に向って指圧していく

走行しているので、内臓の調整・冷え・むくみの解消にも効果的です。

　つま先を内側に向けたまま、脛骨のすぐ外側を親指で上から下までゆっくりと指圧します（写真1）。特に痛いと感じる場所はツボである場合が多いので、入念にほぐします。

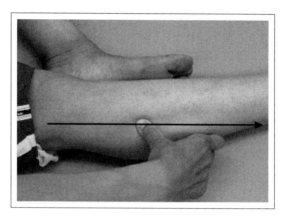

写真2　腓骨筋を足首に向って指圧していく

　そのラインからさらに外側の腓骨の上に沿って、同様に上から下までほぐします（写真2）。さらに、脛骨の内側も同様にほぐします。外側に比べ痛みを感じやすく、長時間歩行の後にも効果的です（入浴時ボディソープを使用したりトリートメントオイルを利用するとさらに行いやすくなります）。

　最後にこれらの筋肉を伸ばします。正座になり両手を後ろについて膝を少し浮かせます。足首から上の前側に突っ張る感じがあれば、伸びている証拠です。

第 36 話
お風呂でストレッチ

　脚のトラブルに対処するエクササイズをご紹介します。

　脚がつる・痙攣する・痺れる・だるい・痛む・冷えるなどの症状をお持ちの方は、しっかりと筋肉を伸ばし、膝の裏を広げる必要があります。

　特に寒い季節は空気が乾燥していて、筋肉も冷えて硬くなりやすく、体液の流れも悪くなり、関節も詰まってしまいます。また、女性はヒールの高い靴を履くことが多いので、膝の裏が詰まってリンパ節が滞り、アキレス腱が硬縮して脚のむくみが増長します。そんな時は、お風呂で温めながら伸ばすと効果的です。

　片方の膝をしっかり伸ばし、膝から下をお風呂の縁に乗せ、腿の裏とふくらはぎをしっかりストレッチします。

　つま先はできるだけ手前に反らせ、手はつま先を目標に伸ばします（写真1）。同様に反対側も伸ばします（写真2）。きついと感じた方を多めに伸ばすと、骨盤の矯正にもなります。

　最後に両脚を一緒に伸ばしましょう（写真3）。

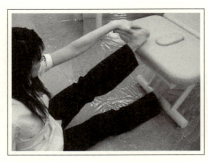

写真1　膝を伸ばし足首を反らす

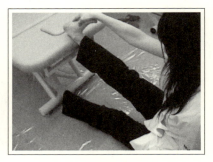

写真2　同様に逆脚も行う

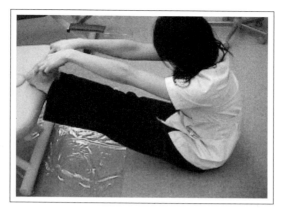

写真3　両脚でも行う

　この時、膝裏を指で押すと、リンパ節の塊に触れることができます。痛み・冷え・筋肉痛・硬い等の症状のある方の膝裏に、はっきりとしたしこりを確認できることが多いようです。なおさらしっかり伸ばしましょう。

　※　腰痛の時は決して無理せず、行わないでください。

第 37 話
寝る前のだるさをとる

　体の疲労や長時間の移動などが原因で、下半身がだるくて寝付けないことはありませんか？
　今までもいくつかご紹介してきましたが、今回もそんな状況に対応できて、即効性のある解消法をご紹介します。
　これは布団の上で行えます。細長いタオルのようなものを用意してください。膝を伸ばしたまま片方の脚を持ち上げ、足の裏にタオルを引っ掛けて両手で掴みます（写真1）。下ろしている方の脚も伸ばします。
　膝を伸ばしきること、つま先をしっかり反らせることがポイントです（写真2）。
　臀部*、膝裏、ふくらはぎ等の後面の筋肉を伸ばし、血行とリンパの滞りを改善します。かなり効きます。柔軟性がある方は、タオルを使わず直接手で足を掴んでも構いません（写真3）。突っ張り感が強い方の脚を長めに伸ばすと、

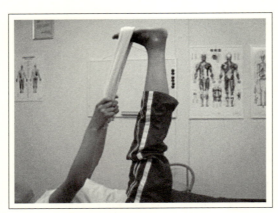

写真1　タオルでつま先を引っ掛けると楽に行える

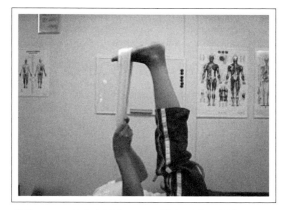

写真2 つま先を反らせると膝裏に強い刺激がくる

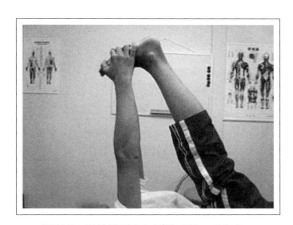

写真3 柔軟性があれば手で行ってもよい

骨盤矯正にもなります。

＊臀部とは殿と同じ意味で中殿筋などといわれるようにお尻の筋肉群のことです。

第 38 話
脚の内側は命の源泉

　東洋医学で言う「五臓六腑」の「五臓」とは、腎・肝・肺・脾・心（臓）を指し、各臓器の中でも特に重要視されています。いずれも陰の経絡といわれ、腕や脚の内側に守られたエネルギーのラインです。

　ここでは、脚の内側のエネルギーラインを活用した養生法をご紹介します。脛（すね）の内側から腿の内側、そして胴体に向かって3本のエネルギーのラインが流れています。

　東洋医学の解釈も加えると、次のようになります。

腎…水分代謝・ホルモン分泌に関わる。髄・脳・骨に影響を与える。活力の源・腰や首痛、慢性疲労・むくみの原因。お茶やスポーツドリンクばかり飲んでいたり、天然水や塩分が不足すると問題が起こる。

肝…老廃物の解毒・分解に関わる。筋肉に影響を与える。怒りの臓器と言われ、感情・ストレスの影響を受けるとダメージを受けやすい。筋肉の硬さ・コリの原因。こめかみや背中の痛み、肋間神経痛、眼病、爪が割れやすい等。毎日の果物摂取、飲酒習慣、薬の常用、筋力トレーニングやランニング習慣等の乳酸蓄積が原因で、酸味を多くとる必要がある。

脾…リンパの生成。免疫コントロール。冷え・むくみ・生理痛、すべてのアレルギー、関節炎、花粉症、股関節疾患、外反母趾、O脚、腱鞘炎、うおのめ、胃腸炎、子宮筋腫、ポリープ、ガングリオン、肌荒れ、癌、等の原因。難病にも関わる。上白糖（スイーツ、アイス）、スポーツドリンク、果物などを量にかかわらず毎日摂取すると問題発生。水分を摂るとお腹がポチャポチャと鳴り、冷えたりむくんだりする。

脾臓以外は西洋医学でも重要視される臓器で、それらの反射ラインが脚の内

第38話　脚の内側は命の源泉　77

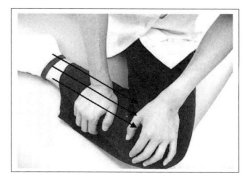

写真1　下腿内側を足首から膝に向って押圧

側に流れているわけです。このラインに自身で刺激を入れ、疲労・ストレス・病気に負けない身体を養います。

　片方の膝を外側に曲げて座り、手根で下から上へ押圧します（写真1）。

　次に、腿の内側を肘や手根・指で同様に下から股の方へ押圧します。

　3本のラインが流れているので、大よそ縦に3等分して、1ライン3セット計9回行います（写真3）。逆側の脚も同様に行います。

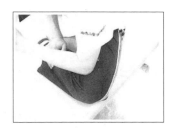 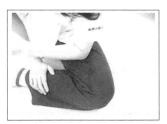

写真2　大腿内側を膝から股に向って押圧

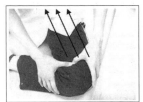 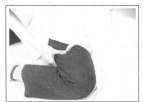 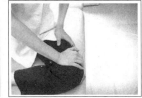

写真3　母指や手根で押圧してもよい

第 39 話
胆経で体軸矯正

　腿(もも)から脛(すね)の外側に走る筋肉は、靭帯(じんたい)とつながる強固な結合組織で、この筋肉の緊張が膝痛、腰痛、神経痛の一因となります。

　東洋医学では胆嚢(たんのう)の反射ラインである胆経(たんけい)と言われ、肝臓や胆嚢の反射を指し、さらに背中や肋骨の状態を反映します。

　こむら返りのように脚がつった時は、このラインが硬直しています。主に筋肉疲労全般の治療に使われ、この筋肉が硬くなると身体の軸が偏ってしまいます。

　普段から刺激し強化することで疲労回復を図り、下肢のトラブルを予防し、身体の軸のバランスを調整しましょう。

　鏡の前で目を閉じたまま、腿を上げて足踏みを30秒続けます。その際、左右どちらかに向いてしまっていたら、そちら側の脚の外側を拳でトントンと足首まで叩き、またお尻まで叩いて戻ります（写真1）。

　30回ほど叩くとよいでしょう。

　もう一度足踏みをしてみると、今度は初めほど偏らずにバランスを保つこと

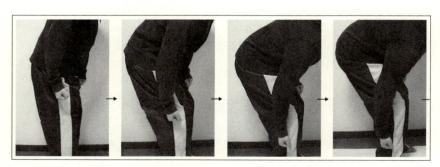

写真1　腿外側をお尻から足首まで叩く

第 39 話　胆経で体軸矯正　79

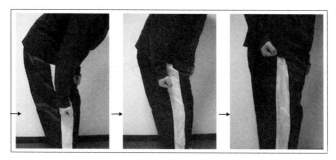

またお尻まで叩きながら戻る

ができるでしょう。身体の慢性疲労を予防し、軸を極力ぶらさないためにも、普段から刺激し、緩めておくとよいでしょう。

第40話
腿上げ運動の効用

スロートレーニングでの腿上げ運動をご紹介します。
ゆっくりした動作で行うことで、
① 使用している筋肉部位を頭で認識しながら行える、
② フォームを矯正しながら行いやすい、
③ 左右の軸、バランスなどを内観しやすい、
④ 少ない回数や時間、負荷で高い効果を望める、
等のメリットが期待できます。今回はこのメリットを活かしています。

両足は肩幅くらいに開いて立ち、両手は胸の前に置きます（写真1）。
そこから片膝を引き上げ、1～2秒程静止したら地面に下ろします（写真2、3）。持ち上げる動作も下ろす動作も、それぞれ5秒間数えゆっくり行います。

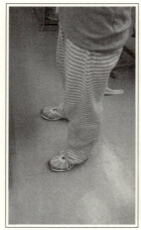
写真1　肩幅に開いて立つ

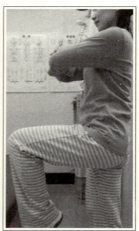
写真2　床と水平になるまで腿上げ

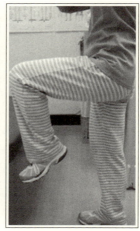
写真3　1～2秒静止

急ぎたくなるかもしれませんが、あえて声に出すことでゆっくり行え、ストレス発散にもなります。

　腿の引き上げる高さは床と平行になるくらいまでです（写真4）。

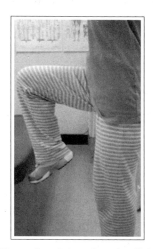

写真4　声に出してゆっくり数える

　左右交互に合計10回を目標とします。

　この腿上げ動作を行うことで、腰の筋肉である大腰筋、膝を曲げる大腿四頭筋、お腹の腹直筋を強化できます。

　いずれも大きな筋肉なので、強化することで基礎代謝が向上するので、炭水化物制限と併用するとダイエットにもお薦めです。

　膝や股関節、腰の強化にもつながり、寝たきりの予防にも繋がります。

第 41 話
スロースクワットのすすめ

　寒い季節にスクワット運動を取り入れると、運動中は代謝が上がり血流が促進されるので、冷え症の方にはお薦めです。ゆっくり行うことにより、以下のような効果が期待できます。①最も大きな筋肉群である腿の前後（大腿四頭筋と大腿二頭筋）を稼動させることで基礎代謝が向上しやすく、エネルギー消費量が多くなるので、ダイエット、運動不足の解消になる、②スローで行うので呼吸をしっかり行える、③身体のバランス軸を内観しやすい、④使っている部位の筋肉を意識しやすい、⑤フォームを修正しながら行いやすい等の特徴は第40話でもご紹介しています。

　また、下半身のたくさんの筋肉を稼動させるので、のぼせ、頭が重い、胸が苦しい、呼吸が浅い、思い悩んでいる、等の症状が改善します。東洋医学では、気が上半身に滞っていることがこれらの症状の原因とされているので、下半身の筋肉運動を行うことで、気を下げて気血のバランスを改善（頭寒足熱）する

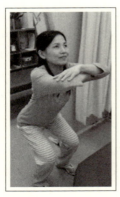
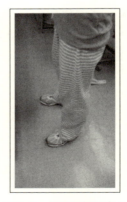

写真1　両腕は胸の前に、目線は上に　　写真2　足は肩幅に立つ

のです。

　両足を肩幅に開き、両手は胸の前におきます（写真1、2）。

　頭は上に向け、腰を真っ直ぐに伸ばし、お尻は後ろに引きます（写真4）。

　ゆっくり5つ数えながら膝を曲げ（写真1）、5つ数えながら膝を伸ばしていきます。

　つま先が両膝より前に出ないように気をつけ（写真3）、曲げる時に息を吸い、伸ばすときに息を吐きます。

　この動作を3〜10回行いましょう。慣れてきたら、曲げ伸ばしの数を5つから徐々に増やし、さらにゆっくり行いましょう。

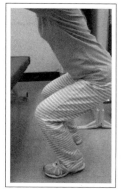 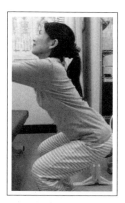

写真3　両膝はつま先より前に出さない　　写真4　背筋は伸ばしお尻は後ろに引く

第 42 話
足首を柔軟に

東洋医学では新芽をよく食す春は肝臓が疲れやすい季節と言われています。肝臓が疲れると筋肉疲労が起こり、コリが生じ脚がつりやすくなります。寝ている時によく起こるこむら返りなどもその一例です。

こむら返りは、膝下の外側にある腓骨に付着する腓骨筋を柔らかくしておくことで防げます。この筋肉を柔らかくすると、足首の可動域が増し、膝や腰への負担が減り、怪我の予防や疲労回復にも効果的です。

右足を左足の後ろに交差するように立ち（写真1）、

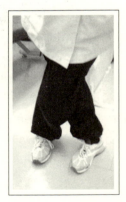 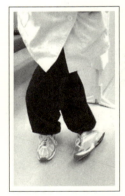

写真1　右脚を後ろ　　写真2　そこから足首を曲げる

外側の踝（くるぶし）が下を向くように足首を曲げ（写真2）、床に1分間軽く押し付けます。

上半身を少し左に傾けると、右側の腓骨筋のストレッチ感が増します。

左側も同様に伸ばします（写真3、4）。

第42話　足首を柔軟に　85

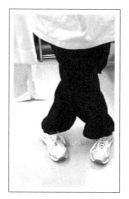 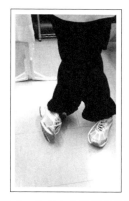

写真3　左脚を後ろ　　写真4　そこから足首を曲げる

第 43 話
足底筋を柔軟にする

　足の裏の筋肉、足底筋についてお話します。
　長時間歩いたり走ったり、厚底の靴やハイヒールを履き続けると、脛やふくらはぎの筋肉はもちろん、足の裏の筋肉にも疲労が溜まり、コリが出て柔軟性が失われてしまいます。
　そうなるとアーチの部分が沈んできて偏平足気味になり、全体重を支えるクッションの役割が失われてしまいます。
　膝痛（特に内側）、腰痛、神経痛がある方は、例外なくこの足底筋が硬くなっていて、この硬さが下半身から腰、さらに上半身の症状に影響を及ぼす恐れがあります。
　普段からしっかりケアすることをお勧めします。
　片方の膝を曲げ、足の裏を拳または肘で1分ほど繰り返し押圧します（写真1）。
　次に両膝を曲げ、つま先を立てて足の裏を反らし、踵に体重を載せてストレッチします（写真2）。

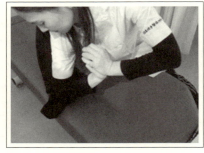
肘で足底筋をほぐす

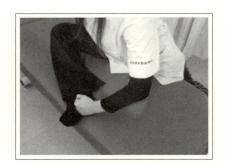
拳で押圧してもよい

写真1

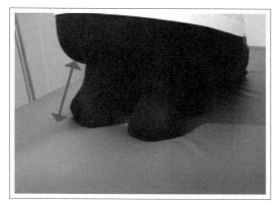

写真2　つま先を立てて足底筋をストレッチ

　さらに左右に体重をスライドしてストレッチを強調します（写真3）。左右各30秒ほど伸ばしましょう。

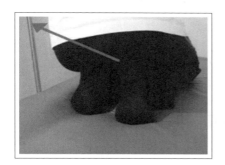 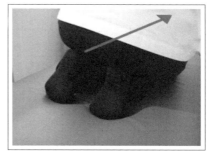

写真3　お尻を左右にスライドさせより刺激を加える

第 44 話
下肢のリンパの流れを促す

　季節の変わり目、特に雨季に入ると、全身がむくみやすくなったり、むくみの影響で冷えやすくなります。気候は蒸して身体もだるくなってくるので、果物、水もの、アイスクリーム、甘い物を頻繁に摂取すると、リンパが滞りやすく、免疫力が低下しやすくなります。

　特に下半身にはリンパが集中するリンパ節が点在しているので、膝や足首の腫れ、指のこわばり、皮膚疾患、股関節疾患、だるさの原因となります。

　滞った体液は下に流れ停滞し、下半身にむくみが集中しやすく、静脈瘤が起こるのもそのためです。普段からリンパの滞りを防ぎ、その流れを促しましょう。

　片方の脚を後ろに引き、引いた膝を真っ直ぐ伸ばします（写真1）。

　踵は床に押し付け、膝裏のリンパ節を広げます。左右各30秒行います。

　次に片方の脚をベッドや椅子に置き、置いた足の膝を伸ばします（写真2）。

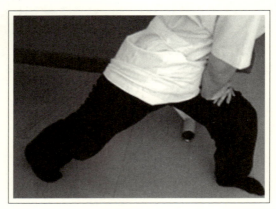

写真1　後ろに引いた膝をしっかり伸ばす、写真は右膝

第44話　下肢のリンパの流れを促す　89

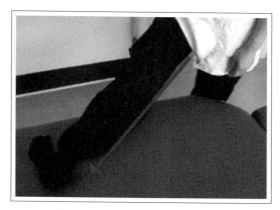

写真2　台に脚を乗せ、膝裏を伸ばす

軸足側の膝も伸ばします。
　置いた足のつま先を立てて、左右にリズミカルに倒します（写真3）。
　脚全体を振動させて、膝裏、股関節にあるリンパ節をほぐします（写真4）。
左右各1分行いましょう。
　起床時と就寝前に行うことをお勧めします。

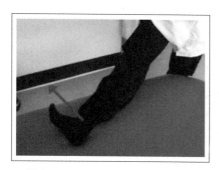　　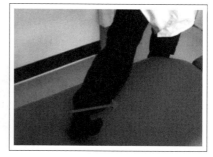

写真3　つま先を立て、足を倒す　　写真4　左右リズミカルに行う

第 45 話
仙腸関節を動かそう

　ストレス、肉体疲労、長時間のデスクワーク等は腰の違和感や重さを感じます。そのような時に立って腰を反らせると、ズーンと重く感じたり、痛みを感じて反れなかったりしませんか？

　今までのお話では、腰の違和感に深く関係している大腰筋や腹直筋などへの対応法をご説明してきました。また、骨盤や腰椎（腰の背骨）をセルフまたはパートナーとケアする方法もいくつかお伝えしてきました。

　ここでは、前述の腰の重さや痛みに最も起因する「仙腸関節」のケアの仕方をご紹介します。この仙腸関節は、骨盤の両サイドの腸骨と仙骨（背骨の土台で中心にある）を連結させる2つの関節を指します。

　一昔前まで、仙腸関節は可動性が小さく靭帯で強力に固定されているので、人体の動きにあまり影響がないと言われていましたが、現在、整形外科学やスポーツコンディショニング界では、かなり影響力を持つ関節だと認知され始め

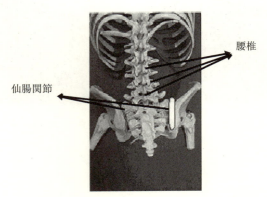

図1　腰椎の土台となる仙骨と腸骨を連結

第45話　仙腸関節を動かそう　　91

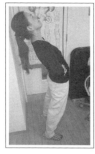
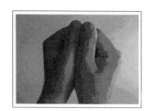
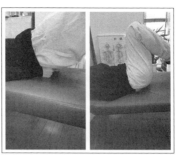

写真1　立位で腰を反る　　写真2　拳を作る　　写真3　拳の上に仙腸関節を乗せる

ています。しかしレントゲンでは、そのズレや炎症等により問題が発生しても写らないので、病院ではわからないことが多いようです。

　実は「腰痛の8割以上は仙腸関節のトラブルによるもの」なのですが、機械による牽引やマッサージでは仙腸関節の動きは改善しません。病院での治療やマッサージで腰痛がなかなか解消しないのはそのためです。

　仙腸関節のケア方法は次のとおりです

　立って腰を反らせて、腰の状態を把握します（写真1）。

　仰向けになり拳を2つ作ります（写真2）。

　拳を仙腸関節に入れます（写真3）。

　両膝を曲げ、お腹に引き寄せさらに前後左右に倒します（写真4）。5〜10回行いましょう。もう一度反ってみると、違和感が軽減あるいは消失しているでしょう。腰が重くなったら、大事に至る前に仙腸関節を柔らかくしましょう。

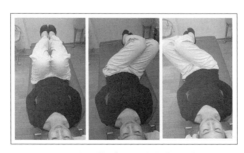

写真4　膝を曲げて前後左右に動かす

第 46 話
世の中の健康常識を考察する

　世の中にはさまざまな健康法が存在します。

　食事のとり方、サプリメント、菜食、玄米、美容関連、薬、ヨガ、気功、ジョギング、各種運動法等々…。けれども情報が多すぎて、どの健康法に効果があるのか判断するのは難しいことです。ある人に合ったから自分にも合うとは限らないのです。

　なぜなら、体質的遺伝、親が食べてきたもの、乳幼児期の食育、現在の住環境・食生活、飲酒の有無、薬、既往歴、ストレス、考え方、生活習慣など、それぞれの体質形成の過程がそもそも違うからです。

　それらを理解すれば、真の健康を享受することができるでしょう。

　また、生活習慣病等の原因を身体生理学の観点から理解し、薬の作用を知ることで、世の中にまことしやかに氾濫している健康常識に惑わされずにすむはずです。

　現在最も多く処方されている薬の一つが血圧降下剤ですが、それだけ高血圧の方が多いということです。糖尿病の方も非常に多いですね。

　家庭用の医学書等には、さまざまな症状のメカニズムについてそれなりの解説が書かれています。しかしよく読むと、ほとんどの場合、根本的な原因は不明と出ています。高血圧も糖尿病も然りです。

　実は、高血圧の約９割の方は、その原因がはっきりしない「本態性高血圧」と言われています。原因がわからないのに減塩措置をとっても症状は根本的に解決しません。

　精製塩には必要なミネラルが含まれておらず、そのミネラルの配合バランスも大きく崩れてしまっているため、外食等による過剰摂取は控え、食卓塩等の調味料はもちろん極力控えるべきですが、自然塩はホルモン促進作用、血行促

進作用、電解質バランスの観点で言えば必須の栄養素なので、遠ざけるべきではありません。

　減塩対策は世の中のブームにもなっており、さまざまな減塩商品が出されていますが、そのわりに高血圧の方は減りません。**原因が塩分の摂りすぎではなく、ストレスからきていること、**さらに高血圧の基準値がどんどん引き下げられ、多くの方が高血圧にさせられてしまっていることも大いに影響があるでしょう。

　まずは自律神経や栄養摂取を理解してから対応すべきで、やみくもな減塩は真の血圧対策になり得ません。心配される脳血管障害との相関も実はほとんどありません。血圧が正常の方にも、降圧剤を服用している方にも起こっています。服用により末端冷え症の方も多く、減塩を行うことで冷えは加速します。

　そもそも 160 〜 180mmHg まで血圧が高くても疾病リスクとは因果関係はない、健康を損なうことにはまったくならず、心配ないという研究者や医者もいます。そこまで過敏に神経質にならずによいはずですが、世の中の流れでは仕方もありません。

　後述しますが、むしろ服用している方なりのリスクも存在するのです。血圧を気にする前に、水分（ミネラルウォーター）を摂取することや甘い物を控えることが、脳血管障害を防ぐことに繋がります。

第 47 話
平均寿命と薬を理解して健康を考え直す

　日本人の平均寿命が世界的に見て長いことはよく知られています。

　一般には和食文化や医療体制の充実等がその要因であると言われているようですが、別の視点から考察していきます。

　「健康寿命」という言葉をご存知ですか？　薬、延命医療や介護に頼らず、健康的に生活できる寿命期間のことです。昨今はコマーシャルでも流れている言葉で世間に浸透してきているようです。

　日本人の健康寿命は男女共に70歳くらいで、平均寿命と比べて10年前後のタイムラグがあります。最後の10年で、寝たきりになったり延命措置を受けることにより医療費がかさみ、生涯平均医療費2,300万円の約半分が使われるそうです。

　100歳以上で寝たきりの割合は、アメリカで35％、日本ではなんと65％です。いかに延命のための医療（薬や人工蘇生等）が日本の医療の主流になっているかがわかります。健康寿命が短いのは、先に述べてきた間違った健康常識、偏食、薬の常用のためです。にもかかわらず平均寿命が長いのは、延命医療に起因していることを解説していきます。また現在、薬の売上高は世界で年間38兆円、国別消費量ではアメリカと日本がダントツで、日本は全世界の6分の1の薬を消費し続けています。人口比率ではNo.1です。製薬会社にとって日本は大変おいしい国なのです。さらに、日本におけるMRI等の高度医療機器設置数はアメリカの倍だそうです。

　高い医療機器への投資を回収するには、検査数を増やすしかありません。

　1961年に施行された皆保険制度により、薬の処方も医療も保険で受けられるようになりましたが、裏を返せば、薬を多く処方し検査を沢山した病院が儲かる構造になりました。WHOが高血圧の基準数値を下げ、今では上が140mmHgの人も高血圧に組み込まれ降圧剤が処方される…これも前述した

医療制度が原因です。製薬会社が新薬を一つ開発するのに100億円以上かかるので、元をとれるかどうかに社運がかかっています。だからどんどん新薬が市場に出回り、病院もどんどん処方を続けます。ドクターズルール（医者の心得）では、1度に4種類以上の薬の処方は充分な注意が必要であるという（どんな化学反応が起こるか、予測できないリスクがあるため）項目があるそうですが、実際はどうでしょうか？

　不眠症、高血圧、高脂血症、関節痛、糖尿病、メタボリックシンドローム、痛風、便秘や下痢等の生活習慣病は、生活習慣を修正すれば改善します。つまり、それらの病院の処方薬は一生飲み続ける必要のない薬なのです。不眠症、高血圧、胃腸薬が最も多く処方される薬のベスト3で、次いで血液をさらさらにする薬、頭痛薬、鎮痛薬と続きます。しかし、副作用がない薬、そして病を完全に治す薬は存在しません。それらを踏まえて、一生飲むに値する薬なのか、そして副作用という弊害について考えて頂けたらと思います。利用されるのではなく、薬を上手く利用すればよいのです。これらの疾患を考えてみたらすべてストレスが根本原因です。

　急性の炎症や痛みを抑える薬は基本的に飲んで構わないと思いますし、むしろ無理して我慢せずに飲んだ方がよいでしょう。手術や歯科治療時の麻酔や痛み止めなどもそれに当たります。また、強い捻挫、ぎっくり腰、急性の不快な頭痛のための鎮痛薬も問題ないと思います。

　それらは長くても数日くらいで、ある程度期間が限定されていて、長期間飲み続ける必要がないからです。風邪の場合、本当は自然治癒を待ちたいところですが、仕事などのために休んでいられない場合もあるでしょうから、一時的に薬で症状を抑えて、ごまかしながら治癒を待つのも止むを得ないと思います。

　気管支喘息やアレルギー（アナフィラキシーショック等）などの急性発作性症状時に処方されるステロイドも、なくてはならない数少ない薬の一つと言えるでしょう。循環器系、脳血管・神経系罹患後の薬も必要となるでしょう。これらの薬は、どれも基本的には短期間で限定的なものか、命に関わるものだと言えます。それ以外の、例えば生活習慣病と言われるものは、長期間薬を飲む必要はありません。逆に長期間飲み続けると弊害が起こります。

第 **48** 話
コレステロールと血糖値を理解する

【コレステロール】

コレステロールは善玉と悪玉に分けられ、悪玉は人体に害を及ぼす敵のような扱いを受けています。

本来コレステロールは傷ついた細胞膜の修復やホルモンの材料となり、とても貴重な役割を担っています。

その材料が余って血管中に沈着した場合のみ注意した方がよいのであり、健康診断でコレステロール値が高いからと、必要以上に心配することはありません。

また、コレステロールの９割は体内（肝臓、小腸）で生成されるので、卵、油や肉の摂り過ぎが原因というのも当てはまりません。

ここでポイントになるのは、細胞膜が傷ついたりホルモンが分泌されたりする時は、必ず身体に強いストレスがかかり、活性酸素が発生しているということです。後述しますが、血管中に付着する悪玉コレステロールは糖化が起因していることを考慮すべきです。

【血糖値】

甘い物や炭水化物を摂取すると血中の糖濃度（血糖値）が上がります。

特に精製糖を多く含んだ菓子や果糖の塊である果物を摂ると、血糖値は急激に上がり、その反動ですぐに下がります。

血糖値を上下させる役割は数種類のホルモンが担いますが、有名なのは膵臓から分泌されるインシュリンと副腎から分泌されるステロイドホルモンです。

副腎からは、興奮したりストレスを感じたりしたときに、インシュリンを抑制するアドレナリンも分泌されます。

血糖値を安定させるためにステロイドホルモンが分泌され続けると、副腎が疲労します。
　さらに、ステロイドホルモンの継続分泌には、リンパ節やリンパ球を抑制・萎縮させてしまう免疫抑制作用があるので、ストレスと糖の継続摂取の危険性をしっかりと認識し、免疫力の低下を防ぎたいものです。
　糖尿病は、糖質の過剰摂取に加えて、ストレスがかかり続けることで交感神経が優位になり、アドレナリンやステロイド等副腎系ホルモンの分泌バランスが乱れることが原因と言えるでしょう。

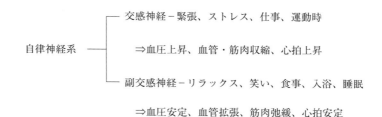

図1　交感神経と副交感神経

第 **49** 話
糖の継続摂取と偏食が引き起こす恐ろしさ

　精製糖を多く含んだチョコ、菓子、スイーツ、そして果糖のかたまりである果物を習慣的にまたは好んで継続して摂取しているとホルモン系の乱れとリンパ系を低下させます。例えば女性ホルモンの分泌異常は骨盤周辺の痛みと関連が深く、ステロイドホルモンは抗炎症作用があるので、節々の痛み、神経や内臓の炎症などに関わります。

　リンパ異常は、節々の炎症、むくみ、関節変形、こわばりなどの症状を招きます。このようにホルモン系やリンパ系の異常はそのまま、疾病という状態まで至らなくても、痛みや症状を引き起こす直接的な要因となり得ます。甘い物や果物を食べると、肌があれやすく、便秘や下痢など消化器の調子が悪くなるという傾向は皆さんも経験的に感じているはずです。

　さらに、糖の継続摂取による「糖化」という現象も大きなダメージを与えているのですが、知っている方は少ないようです。精製糖や果糖の糖質は粘着度が高く、身体内のさまざまなものとくっついてしまうことを糖化といいます。例えば、糖の過剰摂取は悪玉コレステロールと糖化して、血管を詰まらせ、循環器系疾患や脳梗塞、動脈硬化を引き起こします。薬でコレステロール値を下げる前に甘い物を控えることを実践すべきかもしれません。

　肌の弾力を保ち血管をしなやかにするタンパク質はコラーゲンとして有名ですが、糖はこれらのタンパク質とも糖化してしまいます。そもそもタンパク質はいったん必ず分解され違う分子（アミノ酸）へと再合成されますし、さらに甘い物を摂っているとまず理想的効果は期待できません。サプリメントを摂るよりも、アミノ酸をできるだけ多く含んだタンパク質食品を自然に摂る方が遥かに有効です。アミノ酸スコアが高いのは卵、サンマ、イワシ、豚肉などです。

第 49 話　糖の継続摂取と偏食が引き起こす恐ろしさ　*99*

　さらに糖質を好む方は、血管をしなやかに保てないので静脈瘤になってしまうというのもうなずけます。うおのめ、ガングリオン、ポリープなどの異物も糖質の継続摂取が原因と言えるでしょう。ヘルペス、吹き出物、帯状疱疹等も糖の過剰摂取とストレスのミックスが原因です。ヘモグロビンとも糖化するので、貧血、めまい、頭痛、冷え症なども引き起こします。ホルモンとも糖化するので、例えば女性ホルモンにも影響が出て、生理痛、生理不順、子宮筋腫、不妊、更年期障害など婦人科疾患の大きな要因ともなっているのです。また、消化器内の粘膜や酵素にも影響し、悪玉菌の餌にもなるので胃弱、潰瘍性大腸炎、クローン病、下痢、便秘、虫垂炎も糖の影響は否めません。豚、鳥、牛等家畜系動物性タンパク質摂取に違和感を感じている方も、その消化酵素の分泌力が弱っていることが原因で、甘い物を好んでいるからです。

　菜食、玄米食、マクロビオティック等をしても糖質、果物を摂っていたら冷え症になり、鉄分の吸収も疎外され貧血やめまいが起きやすく顔色も悪く、ストレスに弱くなってしまい、免疫力も落ちてしまいます。極端に動物性タンパク質を排除し、菜食を主食にする偏食がうつの原因に起因していると最新栄養学では指摘されているくらいです。現代人は精製糖と果糖の摂取割合があまりにも多いのです。花粉症等の自己免疫性疾患を考えても太古から自然に発生している動植物が問題なのではなく、人類の食生活に悪影響を及ぼした精製糖や、品種改良や流通の発達によって年中世界中の果物を常時、継続摂取で弱まった自身の身体に問題があるのです。現代ほど人類の歴史において偏食、炭水化物（糖質）過多にある時代はありません。もう一度まとめますと、「**甘い物、特に精製糖、果物の果糖を習慣的にまたは好んで継続して摂取している限り免疫力は低下し、交感神経を優位にさせてしまう**」ということです。交感神経は、血管を収縮させ筋肉を緊張させるので活性酸素も生じ、酸化と糖化が重なることで痛みはもちろん、病気の引き金に深く関わります。甲状腺異常にも大きく関与します。この現実が世間の健康情報にはほぼ欠落しており、認知度も残念ながら低いといえます。医療機関もマスコミも言及しないので無理もありませんが。**減塩するよりも減糖をすべきです。**

第 **50** 話
万能ステロイドホルモン

　ステロイドホルモンは元来ストレスホルモンとして有名で、心理的ストレスがかかると分泌されます。

　ステロイドホルモンは第48話でも述べたように血糖値や血圧の値を安定させる役割を担います。

　つまり糖を継続的に摂取した時とストレスがかかり続けた時にステロイドホルモンは浪費されるわけです。

　副腎の疲労が糖尿病や高血圧の原因となっていることはあまり知られていないかもしれません。塩分摂取量やカロリーが原因ではなく内分泌系ホルモンのトラブルが起因しているのです。

　ミネラルバランスを安定させるホルモンでもあるので、骨粗しょう症、腎臓機能にも影響します。

　骨密度を上げようといくらカルシウムを摂っても、甘い物を好んで食べ、ミネラルウォーターを摂らず、タンパク質も少なかったら、骨密度が改善するはずはありません。

　花粉症、アトピー性皮膚炎、リウマチ、食物アレルギー、じんましん等の自己免疫性疾患は、糖の過剰摂取とストレスによる副腎の疲労によるステロイドホルモンの分泌不足に起因していると言えます。

　内臓・粘膜・関節・筋肉などの炎症を抑制するのもステロイドホルモンなので、副腎が疲労すると前述の症状も発症させてしまうのです。

　各神経炎、例えば坐骨神経痛等の神経痛、痺れにも深く影響しています。

　加えて、副腎の疲労とリンパの不活性は起床時の指や脇のこわばりを招き、リンパ節が集中している頚部・股関節疾患、膝に水が溜まる、外反母趾、節々・顎関節症、腰や背中・脊椎の関節の炎症も抑制できず、関節炎や痛みの

原因となってしまいます。

　東洋医学で脊椎、関節、骨を司るのが腎（副腎）とされるのはこのためで、非常に重要視されているのもうなずけます。まさに肝心要は肝腎要であり、腎臓は泌尿器という枠内のみで解釈すると要にはなりません。

　筋肉を司るのは肝臓ですが、これは乳酸と言われる疲労物質の分解を担うからです。運動だけではなく、デスクワークやストレスによって呼吸が浅くなり、やはり乳酸に変性してしまう場合でも肝臓は負担がかかりますし、もちろん毎日の飲酒習慣、薬の常用でも肝臓は炎症を起こします。

　前述したように、このような内蔵の炎症を抑えるのもステロイドホルモンです。このステロイドホルモンも疲弊すると限りがある、ということを覚えていてください。

　なぜ、痛みが発生するのか、いつも痛みがあるのかについては、ステロイドホルモンの枯渇、すなわち副腎の疲労が大きく起因しているわけです。

　ただし、ステロイドホルモンの継続分泌による炎症抑制機能は、構成要素である糖質コルチコイド等が**身体を糖化させること**で、リンパ節を萎縮させ免疫反応を低下させています。常時分泌している状態も身体にとって好ましくないということも同時に留意してください。

肩の歪み編

第 51 話
日本人的肩こり

　日本人は外国人に比べて慢性肩こりの方の割合が多いようです。また、花粉症も国民病と言われ、日本人の罹患率が高いと言われています。

　それは世界で最も不安感が強い日本人の国民性に起因していると思われます。心配、不安、恐れ、イライラ、憂い等の感情を抱いている時は、自律神経において交感神経が優位になり、呼吸が浅くなり、筋肉の緊張、内臓不良、免疫低下を招き、痛みや病気の大きな要因になることは、今までのコラムでも説明してきました。その強い不安感に対して、心を落ち着かせたり気分転換を図ることで副交感神経を発動させ、交感神経が優位になりがちな自律神経を恒常的にコントロールするのは、脳の神経物質のセロトニンです。また、不安を打ち消す快感覚をもたらすものは、同じく脳の神経物質ドーパミンです。

　セロトニンは日光を浴びることで体内の鉄分やタンパク質と合成し、生成が促進されます。しかし、そのセロトニンを取り込める量、分泌できる量は、アジア人は遺伝的に他の人種より少なく、さらに日本人はその中でも少ないそうです。その結果、内向的で依存心・不安感が強く、セロトニンによる気持ちの切り替えがスムーズにできにくいのかもしれません。

　セロトニン分泌量に加え、歴史的背景、世間の常識に狭められた教育感、相手に認められるという自己重要感が特に家庭で持ちにくい国民性も拍車をかけ、自信を持てない子供達、若者達が増えていることと関係していそうです。

　セロトニンの不足分は、前述の日光浴、鉄分摂取、考え方の工夫などで補えれば問題ありませんが、ドーパミン分泌によって不安を打ち消す習慣が続くと、快刺激を得られる甘い物、飲酒、タバコ、安定剤、カフェイン、パチンコ、セックス等の依存症、中毒になってしまいます。

　極端な例では今流行の危険ドラッグが挙げられます。セロトニンには自律神

経安定作用がありますが、ドーパミン依存はますます交感神経を優位にしてしまいます。

　身体に良くないのはわかるけれど、美味しいから止められない、というのは実はドーパミン中毒で、不安や恐れ等の心の不安定さをごまかす作用が働いているのです。

　ドーパミンはセロトニン同様、鉄分とタンパク質が材料なので、その習慣が続くと、慢性的な鉄不足になってしまいます。

　鉄はヘモグロビンの材料でもあるので、不足すると酸素運搬能力の低下により、血流不全に、さらに酸欠状態になり、血液を懸命に供給しようとして筋肉や関節に炎症が起こり、肩こりそして他の部位の痛みも起こるのです。

　女性は月経のためさらに鉄不足 → 生理によるイライラ、うつが起こる → 甘い物 → ドーパミン浪費による鉄不足の悪循環となるため、肩こりに悩む方が多いのではないでしょうか。

　ちなみに男性の肩こりは飲酒習慣のある方に多いです。肝臓炎症に加えて、アルコールは脳の血管にダイレクトに入り脳を萎縮させるので、神経物質の分泌能力も低下します。

　このように不安感（貧困、自己を否定されること、病気、老い、死、愛や自由を失う等の恐れ）が強い精神構造を持っていることとドーパミン依存が、日本人的肩こりの正体ではないかと思います。

　このドーパミン消費を補うためにその材料である鉄分を摂取し、ドーパミン依存から脱却すること、セロトニン分泌を促進させるため、日光を浴びる習慣をより積極的に取り入れることが、日本人的慢性肩こりを解消する方法と言えます。

第 52 話
鉄分の重要性

　何かしらの症状を抱えた患者には必ず食生活の偏り、または食事の好き嫌いがあります。

　飲酒習慣、水分不足、果物やスイーツの習慣的摂取等は、肝臓、腎臓、副腎、脾臓等の臓器を疲弊させ、筋肉系、内分泌系、泌尿器系、そしてアレルギーや腫瘍等の免疫系にも影響を及ぼします。

　好き嫌いも必ず痛みや病気に反映されます。改めて食育の重要性を痛感しますが、大人になってからの好き嫌いの克服はなかなか難しいものです。

　食育と言っても、子供の頃に甘い物を与えすぎない、好き嫌いをなくすといったことを徹底させ克服させることで充分だと思います。好き嫌いを放っておくと、わがまま、頑固、人の好き嫌いも多い、逆境に弱い等、身体だけでなく心にも影響を及ぼします。

　何でも感謝して食べられる教育をしたいものです。

　嫌いな食材として上位にくるレバーは、鉄分の摂取に最も効果的です。そこで今回は、大変重要な働きを担っている鉄分についてお話したいと思います。

　鉄分は赤血球に含まれる細胞であるヘモグロビンの構成要素です。ヘモグロビンの役割は、筋肉活動に必要不可欠で、あらゆる細胞、タンパク質の代謝に必須の酸素を、身体の必要箇所に届けることです。

　鉄分が不足すると、ヘモグロビンの減少により運搬能力に支障をきたし、その結果、血流不全を起こし、冷え症、めまい、慢性疲労、筋肉の慢性的なコリ、頭痛、あざができやすい、動悸、息切れを起こしやすい、呼吸器疾患の回復の遅れ、生理痛等を引き起こします。

　細胞の代謝やコラーゲンの生成にも影響を与えるので、老化の進行、肌荒れや弾力性の低下、免疫力低下といった深刻な問題も起こします。また爪が割れ

第52話　鉄分の重要性　*107*

やすい、傷が治りにくいといった症状も特徴です。

　さらに、脳の神経物質の材料にもなるので、自律神経のバランスを崩す、くよくよしやすいといった精神面への影響も大きく、姿勢不良も招きやすいのです。うつや引きこもりの方、パーキンソンの方、ストレスに苦しんでいる方には鉄分の摂取をお勧めします。

　しかし鉄分は吸収しにくい栄養素で、ヘモグロビンの材料になるのは赤身の肉、魚等の動物性食品に含まれるヘム鉄で、特にレバーに多く含まれます。野菜や豆類等などに含まれる非ヘム鉄の摂取だけでは、ヘモグロビンの材料にはなりませんし、前述の種々の症状は克服できません。

　ヘム鉄と非ヘム鉄には、吸収率において5〜30倍の差があるのです。

　ですから調理法を工夫して、レバーを日々摂取して欲しいのです。特に生理により鉄分が失われやすい女性には、男性の倍必要だと言われています。

　厚生労働省の目安では一日およそ5〜40mgが必要とされていますが、前述のように働きは多岐にわたるので、ストレス社会においてはその5倍は必要でしょう。レバーはビタミンAが豊富なので、味覚異常を防ぎ、皮膚・粘膜・軟骨の形成に非常に有用で、免疫機能の維持にも欠かせません。さらに細胞の構成要素となるタンパク質でもあるので、なんとしてもレバー嫌いを克服しましょう。

　鉄分は肝臓や脾臓に貯蔵されるので、肝臓にダメージがある方（飲酒習慣、薬の常用）、脾臓にダメージがある方（スイーツ、果物など糖好きな方）は、レバーを摂っても貯蔵されなかったり、糖化して鉄分の働きをなさなかったり、それらの臓器の負担になることもあるので注意してください。

第 **53** 話
身体の自律神経反射のお話

　ここでは、身体の痛みが示すサインを取り上げたいと思います。一般的な背中の痛み、肩こり、腰痛、四肢の痛みなどは、現象的には筋肉のこり、関節・骨格の歪み、詰まりなどが原因ですが、実は内科的なトラブルのサインであり、根本的に関係していると認識しています。脊椎から内蔵にかけて自律神経が分布していて、何がしかの内臓のトラブル、炎症などが原因になって起こる脊椎周辺の骨格・筋肉などの二次的な症状（こりや痛み）は、自律神経反射と言われています。

① 首の痛みや凝り

・目や脳の問題－肝臓や腎臓、副腎の疲労、トラブル。

② 肩こり

・心臓－特に左肩。

・胃－右肩が下がりやすい。

・肺－両肩、親指の痛み。

③ 背中の痛み

・胃－背中が丸まる、肩甲骨の間が苦しい。

・肝臓、胆嚢－右肩甲骨下部付近から骨盤にかけての痛み、こり、盛り上がり。

・脾臓－左背部から全体にかけての盛り上がり、痛み。

④ 腰の痛み

・腎臓－腰全体の痛み、こり、精力減退、慢性疲労、倦怠感。

・腸－左腰上部から下部、脚の外側の張り。

⑤ 骨盤、お尻

・生殖器、泌尿器、前立腺などの異常。

⑥　腹

・左腹部の痛み、しこり－脾臓の炎症、胃癌。

・右脇腹の痛み－肝炎、胆石。

表　主な臓器の性質、病気の主訴とその原因

腎臓・副腎		
性　質	主訴	腰から首の脊椎の問題、ヘルニア、ぎっくり腰、坐骨神経痛、骨粗しょう症、脳梗塞、高血圧、節々の炎症、アレルギー、姿勢不良、痴呆、活力低下、踵の痛み、軟骨
血液の濾過、ホルモン分泌、電解質調整、ビタミンD生成	原因	お茶やスポーツドリンク、お酒ばかり飲んでいる。天然水や塩分（自然塩）の不足。
肝臓		
性　質	主訴	乳酸の分解が追いつかないと筋肉がこる、こむら返り、顔麻痺、肋間神経痛、眼病、爪が割れる、中性脂肪、慢性疲労、寝違え、不眠症、姿勢不良
解毒、分解、血液の貯蔵、コレステロール生成	原因	ストレス、飲酒習慣、薬の常用、筋肉トレーニング、マラソン等の継続が引き起こす。休肝日なく、酸味のあるものが不足。
脾臓		
性　質	主訴	花粉症、アトピー、リウマチ、癌等すべての自己免疫性疾患。胃腸、逆流性食道炎、外反母趾、O脚、腱鞘炎、悪玉コレステロールの引き金。ガングリオン、関節炎、神経炎、足裏や踵の痛み。膝、股関節疾患。手母子球の痛み。指のこわばり。貧血。子宮筋腫、ポリープ。虫垂炎
リンパの生成、古くなった赤血球の破壊	原因	甘い物、果物を習慣的に摂取していることで引き起こす。

本書でご紹介しているさまざまなエクササイズのみならず、飲食習慣の改善も併用してみてください。

第 54 話
プッシュアップで姿勢改善

　重い荷物を背負うことが多い方、デスクワークのように前かがみの姿勢が多いお仕事の方、普段無意識に猫背になっている方は、背中が丸まり、肩や肩甲骨周りの筋肉が常に引っ張られ、胸の前側が縮んでしまっています。結果として肩こり、内臓の下垂、浅い呼吸を引き起こします。特に寒い時期は肩をすぼめることが多いので、いつも以上に姿勢に気を使いたいものです。
　そこで、姿勢改善のための簡単な筋力トレーニングをご紹介します。
　この姿勢を改善するには、プッシュアップ（腕立て伏せ）が最適です。両手を肩幅くらいに開いて四つんばいになり（写真1）、脇を閉めたまま腕を曲げていきます。
　できるだけ胸を床に近づけ、顎を上げて胸を大きく反らせ（写真2）、肩甲骨を寄せるように（写真3）行うのがポイントです。
　上腕筋や肩周りの筋肉の強化が目的ではないので、膝は床に付けたままでもよいです。正しい姿勢で行っていれば、1回でも充分に効果的な筋力トレーニ

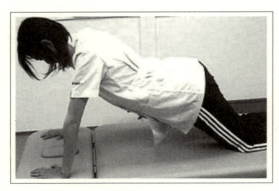

写真1　プッシュアップの基本スタート姿勢

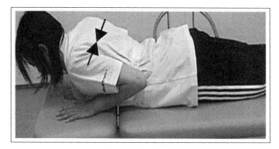

写真2　脇を閉め顔を上げて胸を反らせる

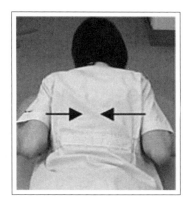

写真3　肩甲骨をしっかり寄せる意識で

ングになります。

　縮んでいた胸の筋肉が伸びて肋骨が広がり、背骨を支える筋肉を強化できるので、猫背の姿勢が徐々に改善されていきます。

　呼吸も深くなるので、気管支系の症状に悩まされている方にもお勧めです。1～10回、できる範囲で無理なく続けましょう。

第 55 話
ストレスからくる上半身の症状

　一般的に肩や首のこりの原因は、姿勢不良や運動不足と言われています。もちろんそれは間違いではありませんが、内臓不良も見逃せません。疲労物質を分解する肝臓や、血流促進に関わる循環器系の不全などです。そして、それらの臓器が疲れてしまう原因が何かというと、飲食の内容も関係しますが、ほとんどは自律神経の乱れです。

　乱れる因子としてわかりやすいのが睡眠、疲労等ですが、何よりもストレスからくる自律神経系の乱れによる内臓不良が、最も多く見られる要因です。血流を促進させることで改善できます。

　ここでは、ストレスにさらされた時に刺激を加えると、特に効果的な筋肉をご紹介します。

　片方の腕を身体の前から回し逆側の肩甲骨に触ります。少し出っ張った骨が肩甲棘（けんこうきょく）で、その下の小さな筋肉を棘下筋（きょくかきん）と言います（写真1、2）。

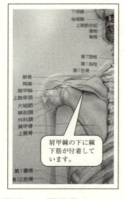
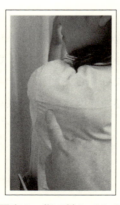

写真1　肩甲骨上にある　　写真2　指で触れてみる

第55話　ストレスからくる上半身の症状　113

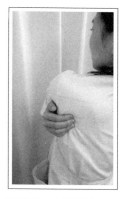 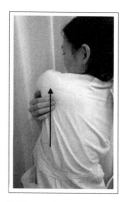 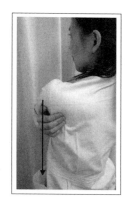

写真3　左棘下筋を右手で押さえている　　写真4　指で押さえたまま肩甲骨を上げる　　写真5　押さえたまま下ろす。上下を繰り返す

　ここはストレスがかかると非常に硬くなる筋肉で、肩や首の筋肉を連動させて硬くしたり、腕の可動域にも影響を及ぼします。
　東洋医学では血流促進のツボにもなっています（写真3）。
　指で押さえると、グリグリして痛気持ちよい場所です。
　脇の下に腕を回し、少し痛気持ちいいポイントを見つけます（写真4）。その場所を指でしっかり押さえ、押さえられた側の肩を上下させると、程よい刺激が加わり、マッサージ効果になります（写真5）。
　30秒ほど行います。腕を回しづらければ、パートナーに押さえてもらってもよいでしょう。血行が促進され、筋肉もゆるみ、腕を上げやすくなるでしょう。

第 56 話
肋骨体操

　首の慢性的なこり・痛みに限らず、突発的な寝違い・筋違いなどでも、痛みが強い場合には無理に首を動かそうとせず、首を支える胴体の動きをつけて対処することをお勧めします。また、背中や肩関節の痛み・詰まり感などの症状にもお薦めの体操をご紹介します。

　右手で右肩の服をつまみ（写真1）、そのまま後ろから前へぐるぐると大きく肘から上腕部を回します（写真2）。20回ほど回したら、今度は前から後ろへ同様に20回ほど大きく回します（写真3）。腕を回すというより、肩甲骨や背中の肋骨を大きく動かすイメージで大袈裟に回しましょう。

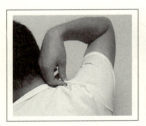 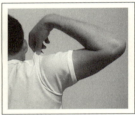 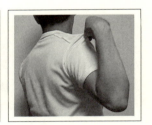

写真1　肩口をつまむ　　写真2　後ろから前へ　　写真3　前から後ろへ

　肩に痛みが伴う場合には、無理をせずに痛くない範囲で動かしましょう。ちょっとした肩のこり・首の硬さがほぐれてきます。一般的な寝違えや枕がしっくりこない、というのは胴体の脊椎湾曲のバランスと筋肉のしなやかさ、疲労状態を示唆しています。

　いくらオーダーメードでまくらを作っても、背中（胴体）の状態で首の収まる位置が変化します。前述していますように、胴体の筋肉は肝臓の状態が反映されます。疲労物質が蓄積すると肝臓で分解処理できず、筋肉も硬くなるの

で、寝違いや首の疲労は実は肝臓の疲れが原因なのです。グラスに3分の1くらいお酢を入れてお水で割って寝る前に飲むと、疲労感も改善し寝違い予防にもなります。

　さらに手や指がこわばりやすい、腕がだるい・痺(しび)れる、指先が冷えるなどの症状がある方に、お薦めの肋骨体操もご紹介します。これらの原因は上腕脇にあるリンパ節の滞りが大きく関わってきます。リンパ節は膝裏・脇・股関節部などにあり、これらの場所は姿勢不良と糖の過剰摂取が続くと詰まりやすく、それが原因でリンパの流れが滞ることも珍しくありません。

　腕を回すことで、リンパマッサージ効果が得られます。その中でもリンパが集中して固まっている場所をリンパ節と言います。

　脇にある胸の筋肉を深く強くつまみます（写真4）。親指を胸部前面に、他の4本の指を脇の下に当ててつまみ（写真5）、つままれた方の腕を前後にぐるぐる回します（写真6）。

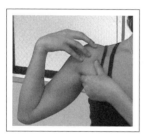
写真4　胸の筋肉を深くつまむ

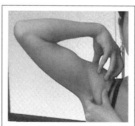
写真5　脇まで深くいれる

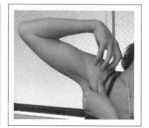
写真6　腕を前後に回す

合計20〜30回も行えば充分でしょう。
　押さえた親指側の場所は、東洋医学でいう肺の経絡に当たる場所なので、気管支炎や風邪の時に、また呼吸が浅く感じられる方・猫背等の姿勢不良の方にも大変お薦めです。

第 57 話
ツボ押し棒を有効利用

　気温が低くなり始めると、手が強張る、ばね指のように指がスムーズに動かなくなる、指が伸びきらなくなるということが、特に中高年の方に多く見られます。
　また、酷使したわけでもないのに、腱鞘炎のように指の関節が腫れたり痛みが出ることもあります。
　一般的には老化や酷使が原因と言われていますが、東洋医学では親指は呼吸器や免疫系の異常と考えます。また、母指球の痛み、関節炎、腱鞘炎、関節の変形、強張りそのものは脾臓の問題で、甘い物や果物の継続摂取が根本原因なのでいち早く断ちましょう。しばらくすると改善するはずです。
　このように基本的には、自律神経、内臓の働きを良好にすることが前提なのですが、対処療法的には直接指の関節をいじるより、手のひらにある指に繋がる筋肉や靭帯を緩めて、神経の流れや血流を促すことで痛みや可動域を改善させます。ただし、その部分を自分の指で押すとさらに指に負担をかけてしまうので、ここでは市販のツボ押し棒（写真1）を活用します。少ない力でピンポイントに押せるので、この場合はとても有効です。

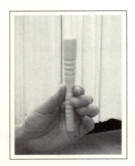

写真1　便利なツボ押し棒
100円ショップで売られているシンプルなもので充分です。

第 57 話　ツボ押し棒を有効利用　117

　親指の痛みは呼吸器の疲れと言われていますが、他に免疫系、脊椎神経との関連も疑われます。指の付け根の母指球の膨らんだ部分を念入りにマッサージします。
　痛気持ちよいくらいの強さで数分押します。肩こりにも有効です（写真2）。
　手の甲側、親指と人差し指の間をほぐすのも親指の痛みに有効です（写真3）。目の疲れ、頭痛、便秘等にも効果的です。人差し指、中指等の痛みにも同様に付け根をほぐします（写真4、5）。
　手の平の中心辺りを押すと、緊張が解けてストレスが緩和する心理作用があります。労宮というツボでもあります（写真6）。
　小指の延長線上の手首に近い部分（写真7）を押すと、血流や神経の流れの促進、冷え症などに効果的です（第13、17話のツボ押し、指押しもお薦めです）。

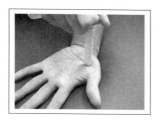
写真2　肩こりのツボ

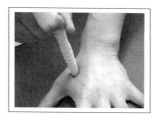
写真3　眼性疲労、頭痛、便秘

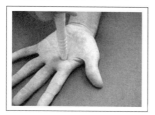
写真4　指の靭帯

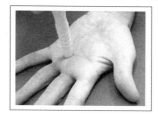
写真5　指の靭帯

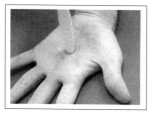
写真6　ストレスのツボ

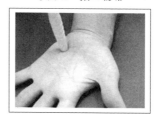
写真7　血流促進

118　肩の歪み編

第 58 話
首は縦に振りましょう

　首や肩のこりは、頭を支える7つの骨で形成される頚椎と、その下の12の骨で形成される胸椎（写真1）の配列にアンバランスが生じ、神経や血管が圧迫されることが原因です。

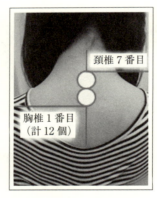

写真1　頚椎と胸椎の配列

　周辺の筋肉がこり固まったり傾いたりした姿勢が、よりアンバランスを増長させてしまいます。瞬間的に首を横に振って音を鳴らすことも、捻挫の原因になるのでお勧めできません。
　頭を一定方向ばかりに向けたり、横に倒す行為を繰り返すと、頚椎や胸椎の歪みを増長させてしまいます。
　もちろん、根本的には胴体の歪みは内臓の疲労が起因しており、その延長線上に首が乗っているので、首だけの問題ではありません。
　首は縦に動かすことで脊椎を支える筋肉がゆるみ、歪みが起こらず、神経や

血管の流れを促します。

　東洋医学では、首から背中の脊椎上には、風邪や気管支の病気を養生したり、血流を促したり、甲状腺ホルモンの分泌を促したりするツボが集中しているとされています（写真2）。まさに首を縦に倒すほど、免疫力が上がってくるわけです。

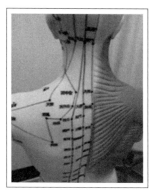

写真2　免疫力が上がるツボが点在する

　首をかしげたり振ったりせずに、どんなことにも笑顔で素直にうなずいている方が、心も身体も健康でいられるようです。

第 59 話
肩甲骨を独立させましょう

　肩甲骨は背中の肋骨の筋肉に付着した浮遊骨で、上下左右に大きく可動することが特徴です。主に上腕骨や鎖骨と関節で連結して、首や腕の可動域や滑らかな動きに関わっています。
　筋肉の硬直によって肩甲骨の動きが制限されると、腕や首の動きが硬くなるのはもちろん、肋骨や骨盤の動きも制限されてしまいます。
　そうなると、肩こり、背中のこり、腰痛だけではなく、下半身と胴体の連動性が失われ、その結果として、股関節、膝、足首など下肢の関節や筋肉に負担をかけ、痛みの原因にもなりかねません。今回のエクササイズは、いかに肋骨から肩甲骨を剥がし、独立した動きを獲得できるかをテーマにご紹介していきます。
① 四つんばいになり、肩甲骨を肋骨から浮かせるように胴体を下ろしていく（写真1、2）。

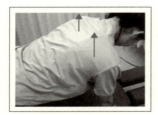 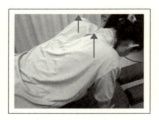

写真1　四つんばいの姿勢　　写真2　肩甲骨を浮かせる

② 胴体を上下動させたり、肩甲骨を前後に回していく（写真3、4、5、6）。
③ 次に肩甲骨を左右交互に浮かせていく（写真7、8、9、10）。
　この動きに慣れてきたら、前後左右に肩甲骨をリズミカルに浮かせていきましょう。肩甲骨の癒着がある方は、初めのうちはなかなか肋骨から独立して動かすことができないかもしれません。しかし継続して行えば、徐々に稼動域が

第59話　肩甲骨を独立させましょう　121

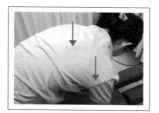
写真3　肩甲骨を開く

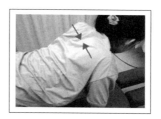
写真4　寄せる

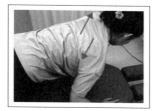
写真5　左前右後方

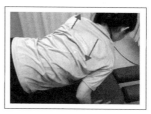
写真6　左右交互に

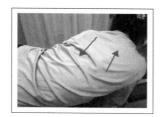
写真7　左下右上

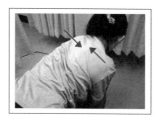
写真8　右下左上

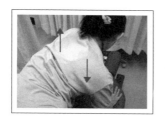
写真9　左肩甲骨を浮かせる

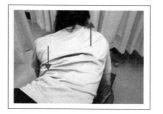
写真10　右肩甲骨を浮かせる

広がっていきます。前鋸筋、菱形筋、僧帽筋といった普段あまり意識して動かさない筋肉群が稼動されます。各エクササイズを10回ずつでもよいので毎日続ければ、そのうちに全身が軽くなっていくはずです。

第 60 話
朝の首ほぐし

　季節、気温の変化やハードなスケジュールが続くと、肉体的な疲労が蓄積します。
　それはいわば血管中に乳酸が溜まり、筋肉の弾力性がなくなるということです。
　寝ている間に腰や肩の筋肉が硬直し、朝起きたら腰痛や首の寝違えになってしまいます。
　寝ている姿勢、枕の高さ、布団の弾力性などよりも、肉体的、精神的疲労の蓄積が起床時の痛みの本当の原因です。起床時に首の負担を少しでも減らし、ほぐして可動性をつけてから身体を起こしていくことをお勧めします。
　①　まずは四つんばいになり、膝を曲げ両腕は前に伸ばす（写真1）。
　②　そこからゆっくり息を吐きながら首を左に倒していく（写真2）。

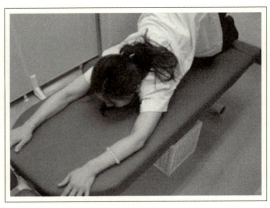

写真1　四つんばいから腰を引き両腕を伸ばす

第60話　朝の首ほぐし　123

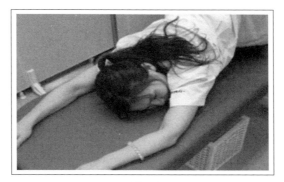

写真2　首を左に回す

③　今度は同様に息を吐きながら顔を右に向けるように首を回していく（写真3）。回したところで少し静止する。

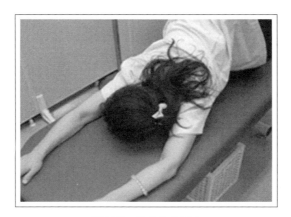

写真3　首を右に回す

この動作を2～3セット行ってから身体を起こしましょう。
起床時、毎日行うと快調です。

第 61 話
肩のインナーマッスル

　寒さで筋肉が縮まったり、疲労やストレスで血行不良になったりすると肩の関節も詰まり、血行や神経の流れも滞り、肩を動かすと痛みが出たり、極端な可動域制限である四十肩、五十肩になってしまうこともあります。
　年齢を重ねると知らず知らずに肩の関節可動域は小さくなっていきます。
　筋肉でいうと、表面の大きな筋肉ではなく、インナーマッスルといわれる内側の小さな筋肉の収縮が制限の要因となります。
　現在の可動域をチェックしましょう。右手は背中に回し、左手は肩から後ろへ回し両手が届くかどうかテストしましょう。同様に逆の手も行います（写真1）。両指が届けば合格です。
　また、両手一緒に背中に回し合掌します（写真2）。掌がつけば合格です。
　なかなか難しいでしょう。ではその可動域を向上させる秘伝をお伝えします。右利きの方は前述のテスト、右を背中に回す動きの方が硬いはずです（写真1）。
　そこで右手を背中に回しやすくするインナーマッスルのストレッチを行います。
　右肩を下にして肘は肩のラインに置いて90度に曲げます（写真3）。
　そこから床の方へ向けて前腕を左手で倒していきます。肩の付け根の背中側が

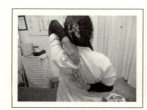

写真1　右利きだと動きが硬い

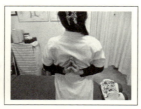

写真2　両手を合わせるテスト

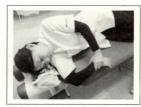

写真3　肘を支点に前腕を前に倒す

伸びてきます。なかなか痛いものです。肩こり、ストレスの方にもお薦めです。

　長年かけて固まってしまった方、痛みが強い方にはもう少しエッセンスを加えて可動域を向上させます。ここからが秘伝です。

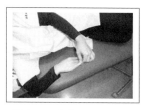 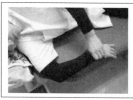 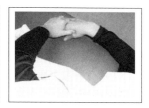

写真4　小指の爪の刺激　　写真5　さらに倒れていく　　写真6　指の間のツボを刺激

　小指の爪をクリクリと30秒ほどつまんで刺激します（写真4）。少し痛いくらいの強さがよいでしょう。もう一度同様にストレッチを行うと可動域が増します（写真5）。また、親指と人さし指の間を刺激しながら曲げても可動域が広がります（写真6）。ストレッチ後もう一度テストを行いましょう。腕が回しやすくなったり、掌がつきやすくなり明らかに可動域が向上します（写真7、8）。普段から行いたいものです。

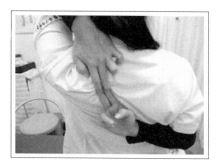 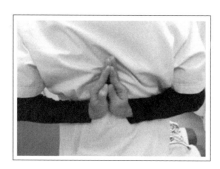

写真7　可動域が向上する　　　　　写真8　掌もつきやすくなる

第 62 話
大胸筋を整える

　例えば空気が乾燥し始める秋になると呼吸器系がダメージを受け、免疫力が低下しやすくなります。普段から呼吸が浅い方は要注意です。

　呼吸が浅い方は、姿勢が前屈みで肩や首のこりを併発している場合が少なくありません。これは、呼吸が浅く酸欠状態になると、吸い込んだ酸素が活性酸素に変化し、活性酸素の具体的物質である乳酸が血管に滞って血行不良を引き起こし、その結果筋肉が硬くなったりこったりするからです（第73話参照）。

　姿勢を矯正して深い呼吸を獲得しましょう（写真1）。肩を片方ずつ前に丸めます（写真2）。丸めやすい側の肩が普段からより前屈みになっているはずです。

　これは同側の背中が逆側より丸くなっていることが原因で、右側だと肝臓の、左側だと脾臓の疲れが原因の場合が多いようです。写真3は左より右肩が高くなっています。

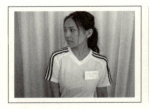 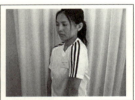 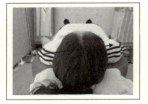

写真1　右肩を前に丸める　　写真2　左肩を前に丸める　　写真3　右肩が高い

　つまり、歪みや姿勢は内科的な反映と言えるのです。丸まっている側の肩はそちらを下にして寝やすいので、腕が圧迫されて起床時に痺れていたり、**実は、ある日突然肩が上がらなくなる五十肩の原因にもなります。**丸まっている側の腕を壁につけ、胸を広げて大胸筋をストレッチします（写真4、5）。

　肘の高さは肩より少し高めにして、顔、胴体、脚は壁と逆側に向け、しっか

第62話　大胸筋を整える　127

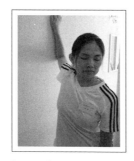
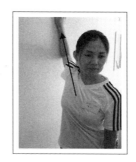

写真4　肘は肩より高い位置　　写真5　壁に腕をつけ、胸部を伸ばす

りと肋骨を広げましょう。呼吸が楽になり、背中も肩も軽くなります。1回に2分は伸ばしましょう。

　仮に肩が痛い場合でも、指に意識を集中させると肩は上がります。壁のすぐ近くに立ち、手の平を胸の高さに上げ、壁に当て、そこから、すべての指を総動員して細かく早く這わせます（写真6）。徐々に壁づたいに腕を上げていきます。可能な範囲で上げていきますが、腕を上げている側の脚に重心をかけ、肋骨を伸ばすように胴体を利用してさらに上げていきます（写真7）。

　極限まで上がったら、その位置で少々ストレッチして静止します（写真8）。呼吸は止めないようにしましょう。その後、また指を細かく這わせながら、ゆっくり下ろしていきます。背中を連動させながら、肩関節の矯正と神経のトレーニングも兼ねていますので、ぜひお試しください。

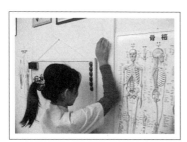
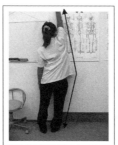
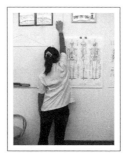

写真6　指を当て、細かく這わす　　写真7　同側の足に加重をかけ脇も伸ばす　　写真8　指を這わせながら下ろしていく

128　肩の歪み編

第 63 話
肩甲骨の癒着をはがす

　肩や背中にこりや痛みがある場合、肋骨に付着している肩甲骨の可動性の消失がその一因であることが多く見受けられます。

　肩甲骨は背中の肋骨に筋肉で付着しており、上腕骨や鎖骨と関節で連結しています。腕を上げる動作は肩甲骨の可動性に影響されるので、普段から肩甲骨を柔軟にしておきたいものです。

　チェック１　立位から片方の腕を真っすぐ上げます。胴体は真っすぐのまま

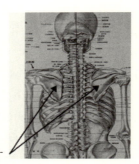

腕の可動域に影響を及ぼす

図１　肋骨の上に肩甲骨が付着

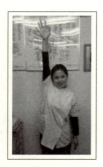

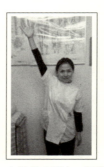

写真１　耳につきますか？　　写真２　つかないと肋骨の硬さ、肩甲骨の癒着は深刻

腕が耳にピタリとつけば（写真1）、肩甲骨や肋骨を覆う筋肉の柔軟性は保たれていますが、つかない方（写真2）は肩甲骨を覆う筋肉の癒着が強い可能性があります。

チェック2　パートナーで行います。横向きに寝て、上の腕を背中に回し、浮き出た肩甲骨の間に指が入っていれば合格です（写真3）。入らなければ明らかに癒着しています。

チェック1、2のいずれかに問題があった方は、普段から以下のエクササイズを行って肩甲骨の柔軟性を養い、こりや痛みを予防しましょう。チェック2の状態を利用してペアワーク（写真4、5）を行いましょう。指が入らなくても肩甲骨の間隙に指先をあて、腕、肩を回します（20回）。

この写真の場合パートナーが自分の右手で右肩をぐるぐる回しながら、左手でどんどん癒着を剥がしていっています。次に立位で両手を背中で組み、肩甲骨を寄せる→広げる（写真6、7）、をゆっくり繰り返します（10回）。

チェック1の動作を行うと、腕が上げやすくなり耳にもより近づくはずです。

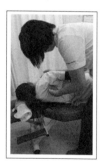
写真3　肩甲骨と肋骨間に指が入れば合格

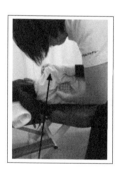
写真4　指を入れて肩を持ち上げる

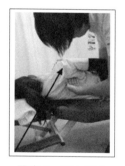
写真5　肩も回す

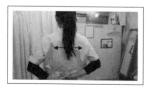
写真6　肩甲骨間を広げる

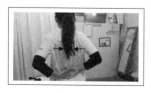
写真7　胸を広げるように肩甲骨を寄せる

第 64 話
斜角筋を意識する

　斜角筋は頸椎という首の骨の上の2～4番目から起こり、肋骨の1番2番目へ斜めに付着しています。特に大きな呼吸時に肋骨を引き上げる役割を持ち、また、首を横に向けたり倒したり、前に倒す動作も担っています（写真1）。

　心配ごとや悩みごとなどの不安的ストレスを感じ続けると呼吸が浅くなり、イライラしたり怒りっぽいときには呼吸が乱れます。この呼吸の浅さや不安定さは肋骨の動きに影響されます。そのためストレスを感じ続けると斜角筋も生理学的にストレスを受け、こってしまいます。

　朝起きて首が回らない、以前よりも横に倒したり振り向く動作が硬くなった、手が痺れるといった症状が気になる方は、心的ストレスによる斜角筋の慢

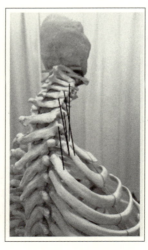

→ 頸椎から肋骨へ付着して
　首を支えている斜角筋

写真1　呼吸の動きに影響を受けやすい

性疲労の可能性が考えられます。

　座った姿勢から片方の手は椅子の下を掴みます。掴んでいる手と逆側に振り向き、さらに横に倒します（写真2）。30秒〜1分行います。同様に逆側も行います（写真3）。

　首の回りがスムーズになり、気分もスッキリすることでしょう。

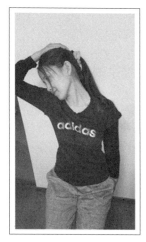 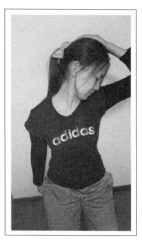

写真2　横を向いて下に伸ばす　　写真3　逆の手は椅子の下を掴む

　逆の手はしっかり下方を掴んで固定するのがポイントです。

第 65 話
背中のこりの対処法

　肩、首、腰の筋肉のこり、また腰の筋肉が張るという訴えは一般的に多いのですが、背中の筋肉がこる、ぎっくり背中、普段から重苦しい、というのも実は少なくありません。

　世間一般では、肩こりや腰痛の原因は運動不足や姿勢不良、加齢等と言われていますが、本書で何度も述べているように、真の原因は内臓不良やストレスから起こる自律神経（交感神経優位）の反射なのです。

　確かに、肋間神経痛やぎっくり背中等は、くしゃみや咳、ゴルフ等の運動中またはその後に発症するケースが多いのですが、それ以前にすでに中枢となる背骨が神経の炎症により亜脱臼や捻挫（いわゆるズレ）を起こしており、その不安定な箇所に前述の動作の力点が加わって起こる炎症が症状の正体です。

　前述の左側の違和感の大半は脾臓のトラブルを示唆しています。

　免疫に関わるリンパを生成する臓器なので、ウイルスや菌に感染した時、アレルギー反応があるとき、自己免疫性疾患を罹っている方、それらの大きな要因となる砂糖や果糖を頻繁に摂取している方に、高頻度で炎症が起きています。

　右側は肝臓の疲労が原因で、アルコールや薬、サプリメントなどの常用、活性酸素が出る程負荷の強い運動習慣がある方等に多く見られます。背骨や筋肉をエクササイズによってピンポイントで矯正する方法をご紹介します。

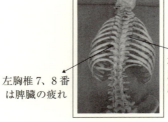

図1　主な背部痛の場所と原因

第65話　背中のこりの対処法　133

　まずは座位で両手を頭の後ろで組み、胴体を左右に捻ります（写真1）。痛みや突っ張りを感じたら、前述した胸椎の箇所、脾臓や肝臓が疲れている証拠です。
　どちら側に違和感がある場合でも、仰向けになって両脇を閉めて、両肘を床に押し付けます。しっかりと胸を張って、背中の筋肉を真ん中に引きつけるイメージで肩甲骨を充分に寄せます（写真2）。10秒間しっかり行った後ストンと脱力します（写真3）。この時背骨に動きが出てきます。
　次に、違和感が出た側の背中を座位でしっかり伸ばします。背中の左側に違和感がある場合、頭の後ろで両手を組んで、胴体を右側に倒します（写真4）。この時お尻が浮かないように、特に左の坐骨を椅子にしっかりと押し付け、背中をCの字にしならせます。何かにつかまって伸ばしてもよいでしょう。30秒間頑張りましょう（写真5）。右側に違和感があれば逆側で行います。
　最後に、違和感がある背骨を椅子の背もたれやベッドの角、お風呂の壁などに当て、頭の後ろで両手を組み、背中を後ろに反らせます（写真6）。その状態で胴体を両側に倒すようにグングンスライドします。10回ほど行います（写真7）。
　柔軟性が養われ背骨が動いて胴体がスムーズに回ります。

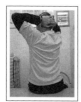

写真1
胴体を捻ってテスト

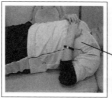

写真2
肩甲骨を寄せ、胸を大きく反らせる

写真3
10秒後ストンっと脱力するのがポイント

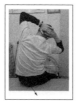

写真4

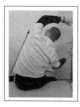

写真5

左坐骨（お尻）をしっかり床に押し付け左脇を伸ばす

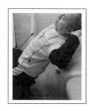

写真6

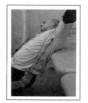

写真7

胴体を左右にスライド

第 66 話
おすすめ！ まだ間に合うアレルギー対策

　医学が進歩したと言われる一方で、花粉症、アトピー性皮膚炎等のアレルギー疾患、難病、腰痛（ヘルニア、ぎっくり腰、股関節も）や肩こり（頭痛、寝違え、痺れも）、リウマチや膠原病、脳梗塞、肥満、そして糖尿病をはじめとする生活習慣病、癌はここ数十年で右肩上がりです。

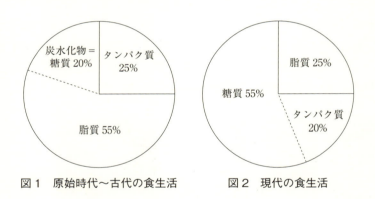

図1　原始時代〜古代の食生活　　図2　現代の食生活

　人類誕生から数十万年の間、氷河期などを乗り切るためもあったのでしょうが、古代までは食生活の中心は脂質で、次にタンパク質、炭水化物という順番でした（図1）。つまり動物性の食材が中心でしたが、その後稲作の発展によりここ2000年程の間に米、小麦等の炭水化物（糖質）中心の食生活に変化しました。日本の各家庭で白米が食されるようになったのは戦後で、50歳前後だった平均寿命が爆発的に伸びたのは、戦後欧米文化の影響でタンパク質摂取量が増えたからです。しかし現在、最も多く摂取すべきタンパク質摂取量はかなり少なく、残念ながらその6割が糖質に取って代わられています（図2）。表に示したように、最も消費の多い糖質には、近年の果物やスイーツなどの

第66話　おすすめ！まだ間に合うアレルギー対策　*135*

流通・氾濫の結果、果糖と砂糖が含まれています。糖質の過剰摂取が身体のさまざまなトラブルの大きな原因の一つであるのは明らかで、糖質中心の食生活に警告を発する医療関係者や研究者が増えています。まずはここを抑えることが、あらゆる症状から身体を回復させる最重要ポイントであることを改めて強調したいところです。

　国民病といわれる花粉症に悩む方には、特に以下の項目を実践して頂きたいです。

① 　砂糖（特に上白糖）、果物を断つ！ 炭水化物も控えるとさらに改善が早い。まずは1〜2週間。糖を断っても貯蔵されているタンパク質等がエネルギーになるのでまったく問題なし！

② 　天然水を飲む。血液循環を促し血栓を予防。腎臓、副腎の働きを促す。

③ 　タンパク質、鉄分、亜鉛を摂取。卵、イワシ、サンマ、豚肉、レバー、カキ。リンパ球、抗炎症作用を有するさまざまなホルモン、全細胞の構成要素、神経物質、筋肉、骨の材料、粘膜強化。

④ 　夜の0〜2時の間には必ず寝ていること。免疫、ホルモンが最も働く時間帯。

⑤ 　カフェイン、アルコール、効果が感じられない薬は断つ。これらは腎臓、肝臓を疲弊させホルモン合成阻害因子となり、炎症が治まらない。交感神経優位体質にして自律神経をアンバランスにする。

⑥ 　太陽光を浴びる。午前10時前後15〜30分がお勧め。交感神経に傾いた自律神経を修正するセロトニン分泌、免疫効果も期待されてきているビタミンD生成が促進される。

　最低限上記6つの項目を、症状が変化するまで実践すれば改善します。特に①はすべてのホルモン、免疫であるリンパ系、神経系、消化器系、循環器系、軟骨、筋肉系の機能阻害因子なので最重要です。

　ちなみに、ごはん一杯は角砂糖5個分、煎餅は100gあたりの砂糖含有量が菓子類で最上位クラスです。アレルギーだけでなく、その他のあらゆる自己免疫系疾患や不定愁訴、難病で悩んでいる方もぜひお試しください。

第 67 話
薬の副作用を自覚して上手に付き合う

●降圧剤

利尿剤なので、余分な血液を尿として排出し血管壁の圧力を緩和させます。

身体の水分とミネラルが同時に失われるので、血液が煮詰まった味噌汁のようになり、粘性が強まり、当然血栓もできやすくなります。

つまり脳梗塞などの血管障害のリスクが必然的に強まります。

利尿剤以外のブロッカーやカルシウム拮抗剤による降圧剤は交感神経の働きを遮断するので、筋肉に力が入らず、無気力や鬱になりやすく、姿勢を保ちにくくなり背中が曲がってしまいます。

血液を濾過する腎臓にも負担がかかり続けます。心臓の圧力を弱めるので血流不全になり、末端冷え症にもなります。

●コレステロール降下剤

本来コレステロールは細胞膜の材料になります。

コレステロールが少ないと癌になりやすくなったり、ビタミンDの吸収が阻害されるので骨粗しょう症になりやすくなります。

数値が高い方が長生きするというデータもあります。

また、体内でつくられるステロイドホルモンの材料としても有名です。

このホルモンが不足するとストレスにさらされ、内臓や節々に炎症が起こります。

薬を使ってコレステロールを排出させると、変性して腎臓では濾過できなくなるので胆汁に混じって排出されますが、胆嚢に溜まり、やがて胆石になってしまいます。

●睡眠薬

初めのうちは効きが良いのですが、飲み続けると薬の耐性ができてしまい、さらに飲み続ける必要が出てきます。

効きが良い薬ほど常用は依存性を増してしまいます。

リンパ球の機能低下を招くので免疫が落ちてリスクが増えます（第7話参照）。

頭痛薬の常用も同様の結果を招きます。

●ステロイド外用薬

ステロイドは化学合成されて病院で処方されますが、長期使用した箇所の皮膚を薄くし、体内に侵入したステロイドは酸化コレステロールとなり、細胞や血管を損傷させてしまいます。

免疫抑制剤なので、長期使用はリンパ球の働きを抑制し、リンパ節を萎縮させ、抵抗力や免疫力を下げ、ますます根治が難しくなり、交感神経優位体質をつくってしまいます。

また、本来は副腎から分泌されるべきホルモンですが、常用は副腎が「もう分泌する必要がない」と受け取ってしまい、よけい分泌能力が低下してしまいます。

第 68 話
簡単！ 栄養学講座

　世間での栄養管理の考え方、病院や栄養士からの指導においては、要約すると品目を増やし、バランスよく、総カロリーを気にしながら食べ過ぎないようにしましょう、といった内容になっているようです。

　しかし摂取カロリーを気にすることはあまり健康の獲得には意味を成しません。摂取したらカロリーを抑えたり、運動などによって消費カロリーを増やせば帳消しにできる、甘い物は早い時間に食べてしまえば消費されて身体には影響ない、といった誤解が根底にあるようです。その意識があるから、結果として1日1食や菜食中心等の偏食を招き、考え方も偏らせてしまいます。コンビニ弁当やファーストフード等、質よりも安さを優先する市場傾向を増長させています。食品や肥料偽装、異物混入等社会問題の引き金にもなっていますが、それ以前の問題です。普段から成分表示を確認する習慣が必要です。

　栄養摂取、食事により健康の獲得を目的とするなら、まずは三大栄養素やその他の栄養素、それらの身体への基本的役割を理解する必要があります。

　三大栄養素とは次の3つです。

　タンパク質－語源となるギリシャ語では「第一の、最も大切な」という意味
　　　　　　をもち、さまざまな細胞の構成要素の素になる基本物質。

　炭水化物（糖質）－身体活動、代謝におけるエネルギー源。

　脂質－人体を構成する60兆個の細胞膜をなす。衝撃の吸収、体温の安定、
　　　　表皮や髪の質の維持。

　この中でもやはりタンパク質を中心に摂取する必要があります。タンパク質は約20種類のアミノ酸分子で構成され、そのうちの半分は人体で合成される非必須アミノ酸、残りは人体で合成されないので、外部（食事）から摂取する必要があります。これを必須アミノ酸といいます。満遍なく必須アミノ酸を

含んだタンパク質の王様は鶏卵となります（第29話参照）。プロテインという
と大豆タンパクのプロテインがもてはやされ、植物性タンパク質の方が健康に
良いと誤解されていますが、アミノ酸スコアでいうと大豆（豆腐、納豆等）は
鶏卵の半分しか満たしておらず、決して良質なタンパク質とはいえません。病
気で弱った身体をますます弱めます。これもカロリー信仰が生んだ健康常識の
誤解です。炭水化物はエネルギー源として主に働きますが、同じ糖質でも、精
製糖、果糖は血糖値幅が大きく、常習性が強くなり、ステロイドホルモン、リ
ンパなどの免疫システムを大きく疲弊させますし、実は脳の活動のエネルギー
にもなりません。朝起きてすぐの果物は完全に血糖値に影響を与えます。糖
は筋肉や肝臓で貯蔵されており、必要に応じて合成（糖新生）、分泌されるの
で、どうしても甘い物を食べたくなった場合（低血糖）、自然に貯蔵された糖
が血中に分泌される（血糖安定）10分ほど我慢して下さい。筋肉を伸ばした
り、軽い運動をするとさらに糖が新生され分泌が促されるので甘いものが欲し
い！ といった衝動が緩和されます。また、肝臓で生成された胆汁を排出させ
るために食物繊維、大豆や青野菜と組み合わせてタンパク質を摂取すべきで
す。肉だけ、野菜だけといった偏食が問題なのです。粘膜、軟骨の形成に役立
つビタミンA、肝臓の代謝、うつの予防、ホルモンの補酵素的な役割である
ビタミンB群、神経の修復などの役割をもつビタミンB12等はそれ以外にも
多岐にわたる重要な役割を担っており、ビタミン群も貴重な栄養素です。

　これらの材料になるのはアミノ酸スコアが高いタンパク質でもある牛、豚、
鶏の成分が入ってきますが、魚はニシン、サバ、イワシくらいです。つまり
**魚中心のタンパク質摂取でも、栄養バランスに偏りが出てしまうということで
す。前述の粘膜、軟骨、肝臓、うつ、ホルモン生成、神経修復等どうしてもト
ラブルが起きやすく、ストレスに反応しやすい身体になります。**免疫に関わる
ビタミンC、E、Dなどは豆類、パセリ、ブロッコリー、根菜類、シジミ、ア
ユ、ウナギ等が比較的豊富に含まれています。ビタミンといえば果物と世間の
健康常識では流布されていますが、こうして考えると、残念ながら果物はビタ
ミンが豊富に含まれている食品とはいえないのです。**健康獲得と果物は切り離
したほうがよさそうです。**

第 **69** 話
噛み合わせ

　慢性的な首のこり、頭痛持ちの方の多くは、歯の噛み合わせも例外なくずれてしまっています。上顎と下顎がぴったりと噛み合っていないと、物を噛むための咀嚼筋やこめかみの部分の側頭筋、頭を支える首の胸鎖乳突筋といった筋肉が、緊張し収縮してしまいます。これらが原因で、頭蓋骨の縫合のバランスが崩れ、顔の表情が左右不均等になったり、頸椎が歪んでしまいます。さらに症状が進むと、口を開けたときに顎に痛みを感じたり、物を噛むときに奥歯のあたりでジャリジャリと音がするような直接的な影響も及ぼしてしまいます。今まで述べてきた骨盤のバランスと同時に、顎関節のバランスもチェックされることをお勧めします。

　まずは鏡で自分の表情筋をチェックします。

① 　頬の筋肉がどちらかに収縮して、皺が多かったり、下唇が上唇に合わさっていないかどうか（筋肉の左右差が顕著だと肝臓、胆嚢の負担を示唆する）。

② 　歯を閉じたまま「イーン」と口を開き、上下の歯の噛み合わせを確認する。

③ 　ゆっくりと下顎を左右にずらしたときに、ずらしにくい方や痛みを感じる方がないかどうか。

④ 　大きく口を開けると痛みを感じたり、カクっとずれる感じがあるかどうか。

　以上の項目で一つでも当てはまるものがあれば、あなたの顎関節はずれてしまっています（多くの皆さんがずれていますのでご安心を）。この対処法は、左右の頬や咀嚼する筋肉のバランスを均等に整えることを目標とします。

① 　下顎をゆっくり左右にずらします。さらに手で顎を押さえ、ずらす方向

第69話　噛み合わせ　　141

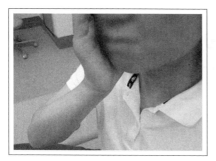

写真1　写真では右から左方向に力を加えている

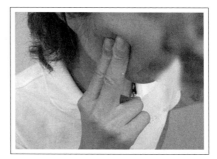

写真2　咬筋をほぐす

に軽い圧力をかけます。ずらしにくい方に圧力をかけ、口はパクパクと開閉動作をします。何度か行うとずらしやすくなってきます（写真1）。

　1日に1度、3〜5回を1セットにして行いましょう。
② 口を閉じたまま奥歯をギューっと噛み締めると、えらのあたりにぽこっと筋肉が盛り上がるので、そこに片方ずつ指圧をします。人差し指と中指の2本を使い、指の腹で1〜2分続けて押します。最初は触れる程度に、そして徐々に押し込んでいきます。この時、口はリラックスした状態にします（写真2）。
③ 左右にゆっくり首を倒して、倒れにくい方に時間をかけてストレッチを行いましょう。また、今まで述べてきた骨盤や肩の体操も、余裕があれば行ってください。すべての骨格筋は連動しているからです。

　虫歯のある方、抜歯した方、削ったことのある方は、それが原因とも考えられます。噛み合わせのケアをしてくれる歯医者さん（口腔外科等）で、もう一度治療することも必要になってくるでしょう。また、いつも同じ方で噛まないように気をつけましょう。
　顎関節の炎症については、表情筋の緊張は肝臓の疲労、炎症は副腎や脾臓の疲労というように、やはりここでも内臓の状態が反映されていることも忘れないでください。

第 70 話
ある日突然肩が痛くなったら

　朝起きたら突然肩に激痛が走り、痛みでほとんど動かせなくなることがあるようです。40代、50代では肩関節周囲炎などと診断され、四十肩、五十肩と言われるのがそれです。しかし年齢に関係なく、ストレスとある姿勢的問題を抱えている場合は、20代、30代でも起こり得ます。

　実は、放っておいてもいつかは治りますが（長くて半年から1年後）、リハビリをしなかった場合、多かれ少なかれ痛みが残ってしまいます。痛みが起こる原因としては、

① 両肩が前にかぶさるような猫背の姿勢（写真1）により、両肩・鎖骨の関節が圧迫される
② 上記の姿勢が慢性化し、同じ側のみの横向きでさらに関節の圧迫を繰り返す
③ インナーマッスル（肩の内側の小さな筋肉群）の硬直・弱体化により、腕を持ち上げる力がなくなる
④ 特定の運動パターンの繰り返しや、重い荷物を持ち続けること等により疲労が蓄積し、筋肉や関節に炎症をおこす

などが考えられます。

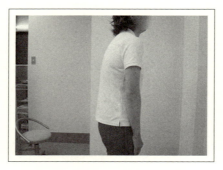

写真1　猫背は肩の関節を圧迫

そうして、それらの要素が蓄積されたストレスと複合的に絡むと症状を発症する（心因性）ことが最大の要因とも言えます。

■ リハビリ法

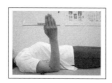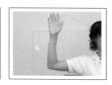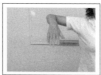

写真2　肘を90°に保ち前腕を外内旋　　写真3　仰向けで肘を肩まで外転させ外内旋

① 仰向けになり、両脇・肘を体につけ、前腕（肘から前の部分）を90度に立てる。脇を閉めてできる限り外側に開いたら、ゆっくり閉じる。10～20回行う（写真2）。
② 仰向けになり、腕を肩の位置まで水平に引き上げる。肘を90度に曲げ、前腕部を肘を支点に上下にゆっくり動かす。腕と体の角度を90度に維持したまま10～20回行う（写真3）。このリハビリを早く開始すれば、改善もはやく、後遺症も残りません。ただし、痛みが激しい場合は、無理に行わないでください。**姿勢不良も筋肉疲労も肝臓の疲労が強く影響していることも改めて指摘しておきます。**第55、61、62、63話の養生法も併用するとさらによいでしょう。

【主な参考文献】
日経コラム「幸せに死にたいなら、医者頼みやめよう」東京女子医大准教授　川嶋朗
　http://www.nikkei.com/article/DGXNASFK1301K_T10C12A8000000/
『動的平衡』『動的平衡2』分子生物学者　福岡伸一　木楽舎　2009年、2011年
『生理学』医学博士　真島英信　文光堂　改訂第18版　1990年
『40歳からの免疫力がつく生き方』医学博士　安保徹　静山社文庫　2009年
『アレルギーは砂糖をやめればよくなる！』医師　溝口徹　青春出版社　2013年
『医学常識はウソだらけ』物理学、分子栄養学者　三石巌　祥伝社　2000年
『一生薬がいらない体のつくり方、9割の薬は飲んではいけない』医学博士　岡本裕　三笠書房　2010年
『9割の病気は自分で治せる』医学博士　岡本裕　中経出版　2009年
『お医者さんが話せない間違いだらけの健康常識』医学博士　米山公啓　永岡書店　2008年
『医者に殺されない47の心得』医師　近藤誠　アスコム　2012年
『水をたくさん飲めば、ボケは寄りつかない』医学博士　竹内孝仁　講談社　2013年

メンタルヘルス編

第 71 話
ロジカルコミュニケーションスキル

　日本サッカー協会は指導者向けにロジカルコミュニケーションスキル（論理的な思考に基づく意思伝達技術）の研修会を主催しているそうです。こういった組織的で有意義な指導者養成は、日本の教育に寄与しているともっと評価されてよいと思います。体罰問題が表面化した昨今、指導者のコミュニケーション力の欠如も起因していると考え、指導者の言語技術、子供の発問力等の教育の必要性が問われているようです。

　言語技術とは、「議論（話す・聞く）」「読解（読む）」「作文（書く）」「思考（考える・論理的思考・創造的思考・分析的思考・批判的思考）」のことを指します。

　発問は批判的思考（クリティカルシンキング）がベースになっています。

　世界的に見て、欧州、南北米大陸、中東、アフリカ諸国、英語圏のアジア諸国等ではこうした言語技術が教育に取り入れられています。情況から疑問点を見いだし、それについて質問する「発問」という観点でいえば、**日本人は総じて質問が下手なんだそうです。質問できないのではなく質問するための分析が下手なのです。**言語技術教育は早期の英語教育導入よりよほど有意義なのではないでしょうか。問題を解決するための分析的、論理的、多角的な思考力は子供のうちに繰り返し質問して発問できる回路を養う必要があるようで、欧米の子供はよく質問してくるそうです。

　指導力とは子供を見る洞察力、観察力、必要な事柄をわかりやすく明確に伝える言語力等のことを指し、これらはスポーツの現場だけではなく、学校教育や家庭教育でもとても参考になることだと思います。**子供には論理的思考回路を養うためにどんどん必要性のある事柄を質問して考えさせ続けることが必要です。**それによって、自信をつけさせ、自分軸を確立できる発進力を養うこ

第71話 ロジカルコミュニケーションスキル　*147*

とに繋がるかもしれません。そうすれば、引きこもりや心が折れることも少なくなって、感情的な思考にならずストレスにも強い人間が養えるのではないでしょうか。

　技術や語学のみならず、その**知識、論理的・批判的思考、分析力、発問力、そして環境の変化や問題に対応できる自信も成功の大きなカギを握っているの**です。

　右にならえの教育で、和を重んじ個性を制約する日本の独得な風土、社会、教育が浸透していることも、うつや自殺者の増加、そして平均寿命に比べ健康寿命が短いという日本の現状の一端を担っていることがよくわかります。

　大人達の一方的な価値観や指導の押し付けに疑問を感じず発問もできないということは、常に自分の行動が、「〜しなければいけない」という他人軸となり、何かあると他人や環境のせいにしてしまいがちになります。主体性、自信や創造性、「〜したい」という情熱、自己実現のための自由で高等な欲求は生まれるはずもないのです。

　「躾」という概念も、教育とは厳しくすべきと勘違いし、やたら怒ってばかりいる親を見かけることもあります。皆がいる前で注意すること、厳しくすることでしかコミュニケーション（伝えること）ができない大人の言語力、思考力不足が子供の可能性、そして自己重要感を奪い、狭めていると感じます。何をそんなに怒ることがあるのでしょう？　自分のストレスをぶつけているだけにしか思えません。

　アメリカや中国の子供は「自分を価値のある人間だと思うか」「自分は人と違う能力をもっていると信じているか」といった質問に50％近くが「はい」と回答しているのに対し、日本の子供はなんと残念ながら10％に満たないそうです。これでは世界のスポーツ大会でなかなか勝てないわけです。世界的に活躍しているチームや選手はコーチが外国人だったり、海外生活の経験が豊富な環境に集中しているのもうなずけます。

　常に「なぜ？」と問い続け、人生において起こる事象に意味付けをし、理解することが必要なのです。言語能力が高ければいずれ問題に気づき、真の健康を獲得することにもなり、行動や考え方を柔軟に変化させていけるのです。

　（※参考日本スポーツ企画出版社　『週刊サッカーダイジェスト』2013年4月号）

第72話
陽の「気」を取り込みましょう！

　東洋思想では、外気には目に見えないたくさんの良い「気」が存在しているとされています。今風に言えば、太陽エネルギーや植物などの自然界からのマイナスイオンでしょうか。ニュートリノや宇宙の謎、ダークマター（暗黒物質）も含まれるかもしれません。逆に、ウイルスや冷気、陰湿な人の想念等を「邪気」と呼んでいます。身体や気持ちがマイナスだと邪気を呼び込みやすく、身体と精神が充実しているとプラスの波動、つまり陰陽でいうところの陽の「気」がますます取り込まれるとされています。

　実際に陽の「気」を取り込むことで、身体に活力みなぎる感覚を身につけましょう。普段から、元気な時も、不定愁訴や身体が不調の時も、気持ちが落ち込んでいる時にでも大変お薦めの養生法で、私が主催する体操教室でも毎回取り入れています。両足を肩幅ほどに開いて立ちます。両手を下から上に大きく弧を描くように広げていきます。

　そのまま「気」を両掌から頭の天辺のツボ「百会」に注ぎ、脚の下、足の裏までゆっくりと身体中に通すイメージで行います（写真1～4）。

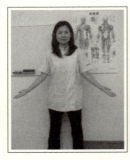
写真1　両手を広げる

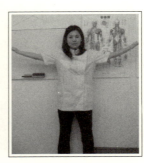
写真2　掌に陽の気を集めるイメージ

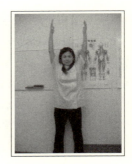
写真3　頭の上まで上げる

第72話　陽の「気」を取り込みましょう！　149

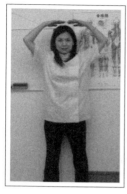 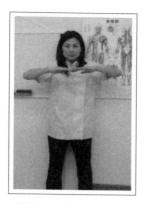 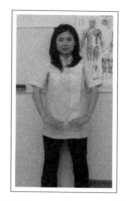

写真4　百会から注入　　写真5　全身に満たす　　写真6　セロトニンも分泌

　敏感な方は掌がピリピリと温まったり、身体が温まる感覚を得られます。
　ゆっくりと息を吸いながら手を広げ、吐きながら手を下ろしていきます（写真5、6）。20回行います。
　朝日を浴びながら、自然の中で、公園の木の側などで行うとより良いでしょう。

第 73 話
身体を酸性にさせるもの

　健康診断で、自分の身体が現在は「酸性体質」に傾いていると判断されることがあります。酸性と出た場合、程度の差はありますが、腎臓の濾過が追いつかないくらい身体が酸性に偏っていたともいえます。

　肉類・インスタント食品等の摂取後、乳酸が発生するような激しい運動後は酸性に傾きやすく、塩分や野菜はアルカリ性に傾かせる食品とされています。

　酸性の場合、本質的には身体がそれだけ酸素を必要としているともいえます。

　酸素を血液中に取り入れ、不要な二酸化炭素を排出するガス交換は肺が担っています。この肺（気管支が行う「呼吸」）が整わないと、身体の酸素バランスが崩れてしまいます。

　そう考えると、激しい運動による呼吸の乱れだけでなく、呼吸が浅い状態でも酸素バランスは崩れてしまいます。この呼吸の乱れの最も大きな要因は、ストレスなのです。

　思い悩んでため息をつく、悲しみの感情が過ぎてむせかえる、イライラ・怒り・恐れなどで一時的に無酸素状態になる等、ストレス（感情の起伏）は呼吸のリズムを狂わせます。

　その結果、身体は低酸素状態になってしまいます。

　逆説的ですが、低酸素だからこそ、過剰に酸素を取り込み酸性に傾いてしまうのです。

　呼吸の乱れによる酸素供給は活性酸素に変性してしまいます。活性酸素は細胞を傷つけて老化を早め、炎症を引き起こして痛みや病気の引き金になります。

　つまり、身体の酸性度には肺と腎臓が大いに関わっていますが、食生活・運

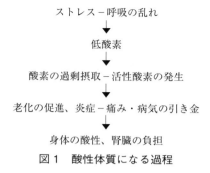

図1 酸性体質になる過程

動・外的要因（紫外線など）以上に、ストレスが身体を酸性に傾かせる最も大きな要因だということです。

では、酸性から中性に戻すのに最も有効なものは何でしょうか。酸性にするのが心因性なのですから、中和するのも心（感情）に違いありません。

それは、「笑い」という身体性です。

笑いが呼吸を整え、血管を開いて安定した酸素供給を行うことで、代謝機能・内臓機能を正常に戻し、過度の老化や病気を食い止めます。

普段から楽しく過ごすこと（物事を楽しく考える習慣をつけること）、笑顔でいることで身体を中性にすることが、病気知らずの究極のアンチエイジング法といえるでしょう。

第 74 話
胃が重くなったら

　肩こり、食欲不振、強いストレスにさらされた時などに、みぞおちのあたりに重さや痛み、吐き気や不快を感じたことは、誰でも一度はあるでしょう。肋骨と内臓が下垂していることが多いためか、胃が痛むと身体を縮め、お腹を抑えるポーズをとる方をよく見かけます（写真1）。

　胃が収縮した時は筋肉への対応と同様に、肋骨とみぞおちを広げて胃自体を広げるポーズをとり、不快な症状を改善しましょう。

　仰向けに寝て、肩甲骨の間あたりに枕などを置いて少し高くします（写真2）。

　両手をバンザイのように伸ばします。そのままの姿勢で深呼吸を続け、2〜5分はその姿勢を保ちましょう。胃の不快感が軽減し、姿勢も改善されます（写真3）。

　前記のストレッチを実践してみましょう。

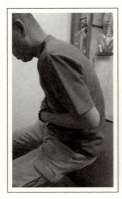
写真1　胃が不快になるとかがめてしまう

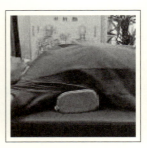
写真2　枕を下に置く

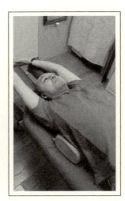
写真3　両手を上げてストレッチ

第 75 話
擬音効果で脳のリミッターを取り除く

　声に出した時の音の効果についてご紹介します。腰を反らせたり首や肩を回したときに、ギシギシ、ゴリゴリ音がして、詰まり感や抵抗、痛みを感じることは、誰にでもあると思います。何かの動作をするときに、ストレス、恐怖、不安などを感じると、脳からの指令で制限が生じ、本来の力を発揮できないことがあります。スポーツのメンタルトレーニング等でも、声に出して自己暗示をかけたり、イメージトレーニングでその動作の音を声に出すことはよくあります。

　その効果を利用して、身体の稼動域を広げてみましょう。腰を反る動作の制限、すなわち脊椎関節の詰まりを修正します。まずは何も言わずに腰を後ろに反ってみます（写真1）。

　脊椎関節間を広げながら反るイメージを取り入れます。椎骨間が広がり（キュー）、正しく矯正される（ポン）。キュー、ポンと声に出しながら腰を反りましょう。何も言わないときよりも反りやすくなるはずです。

　肩を回す動作の制限すなわち肩の関節の詰まりを修正します。片方の手で肩口をつまんで腕を回します（写真2、3）。関節に血液、水分が満たされて軟骨

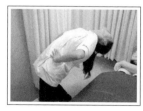

写真1　擬音効果で腰が反れる

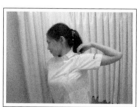

写真2　腕回し

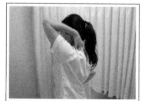

写真3　擬音を加えると滑らかに回る

154　メンタルヘルス編

が回復し、油を差したような滑らかさを脳で強くイメージします。最初はシャリ、シャリと声に出して回し、次第にシュッ、シュッと音を変えていきましょう。何も言わないときよりも滑らかに回るはずです。自分でイメージしやすい音ならどんな音でも構いません。

　いろいろな動作にチャレンジしてみましょう。また、日常生活における不安や怒りなどのストレスも、「絶対大丈夫」「ついてる」「すべてはうまくいっている」「問題ない」「感謝します」「許します」「幸せ」「ありがたい」と実際に声に出すことで、余計なストレスを回避でき、ポジティブに生きていくことに大いに役立つと思います。先に問題解決や幸福感を声に出して脳で決めてしまえばよいのです。

第 76 話
恐れることなかれ…老化と病気
リスクは比例しない

　例えば腰痛、首や膝などあらゆる節々の症状の原因が年齢のせいにされて
しまうこともめずらしくありません。また、血圧や中性脂肪の基準値が超えた
り糖尿病、脳梗塞、癌等も歳だからと片付けられたり、自分でも年齢のせいに
したりあきらめている方も見受けられます。確かにこれらの症状は中高齢者の
方に多く現れるのは間違いないでしょう。では根本原因はどうでしょうか？
実際に加齢により関節内のクッションの役目を果たす水分は減り細胞全体の水
分も減るので、肌や筋肉のしなやかさも当然変化します。結果として関節に負
担のかかる瞬発系のスポーツも自ずと制約がかかるでしょう。とはいえ、失わ
れるのはその瞬発力だけであって、柔軟性を維持している方は沢山おられます
し、身体が硬い方はもともと若い頃から硬い方です。ですから加齢、すなわち
水分の減少は痛みにはつながらないのです。そもそも加齢が原因ならすべての
中高齢者の方が関節痛を発症していなければならないし、若い方は起こり得な
い、という結果になるはずです。歳だから、という考えや提言はまったく的外
れです。筋肉自体のしなやかさの消失は肝臓が、関節は腎臓が反映されます。
炎症を抑えるステロイドホルモンは副腎から分泌されるため、痛み（炎症）は
副腎の機能を示唆するので飲食習慣やストレスが反映されるのです。なぜなら
脳がストレスと認識した時に副腎から分泌されるのがステロイドホルモンだか
らです。水分やアミノ酸を豊富に含むタンパク質の栄養不足、それらの摂取を
妨げる糖の過剰摂取などが症状として現れてくるのです。酸化や糖化により変
性した細胞も本来は常に新陳代謝で入れ替わりますが、一生のうちに行われる
回数には限りがあります。呼吸（酸素）も喫煙習慣や、ストレスによって浅く
なり、太陽光不足等でも代謝不順を招きます。さらに薬の常用等も代謝の余計
な浪費がかさみ老化を促進させてしまうのです。ストレスに対する耐性は考え

156 メンタルヘルス編

方の習慣で、しなやかな強さを身につけている方もいれば、状況への適応を困難にしている方もいます。老いは衰えではないのです。若い頃、病弱だった方も以降、病気をしていない方もめずらしくありません。**人生が豊かになる出会い、情報、知恵等をどれだけ取り込んできたか**、歳を重ねることは病気のリスクと比例するものではなく、**老いは生き様の集大成であり、研ぎ澄まされること**なのです。

第 77 話
その痛みにはワケがある　その1

　痛みや病気は自律神経のバランスの乱れが原因であると述べてきました。主に交感神経が優位な状態が続くことを指しますが、それによりホルモン機能の乱れ、ホルモン分泌器官の疲弊、リンパ球の不活性などが起こり、内臓不良を併発して、病気や筋骨格系のトラブルに繋がるメカニズムも説明しました。自律神経系と内分泌系（ホルモン分泌機能）によって身体を一定の健康状態に保つシステムを、恒常性（ホメオスタシス）と言います。この恒常性は、ある程度の外的ストレスにも対抗できる自己防衛システムを備えているわけです。痛みや病気を引き起こす程に恒常性システムが乱れる原因は、精製糖や果糖の常習摂取、栄養の偏り、アルコール、薬、カフェイン、インスタント食品の継続摂取等、飲食バランスの乱れです。また、睡眠の質の低下、電磁波、太陽を浴びる機会の減少等も要因となり得ます。

　そしてここでのテーマである**心因性**、すなわちストレスです。**恒常性システムが乱れる原因の8割を占めるのがこの心因性**で、発症するか否かは、飲食と外的要因等プラスストレスのミックスによる恒常性の乱れがポイントと言えるでしょう。誰にでもストレスはかかります。感覚的には心が重苦しい感じ、感情で言うと怒り、思い煩い、憂い、悲しみ、恐れ等を指し、これに驚きや喜びの感情を足して、東洋医学では七情と解説しています。このような喜怒哀楽の感情は、誰にでも思いがけず起こり得るものですから、この感情が起こるだけでは恒常性が乱れて病気になるまでには繋がりません。このような感情をコントロールするのが脳であり、その方が築き上げた精神（考え方）がどんな感情を引き起こすか、またその感情をどれだけ継続させるかを決定します。同じ現象が起きても人それぞれ感じ方や印象は違いますし、その感情にとらわれる期間にも個人差は大きいのです。ですからここでは、**心因性つまりストレスと**

158　メンタルヘルス編

は、「恒常性が乱れて各症状が発症するに至るまで、ある感情が一定期間継続、習慣化している心理状態」と定義したいと思います。ストレスが病気を引き起こす場合、病気や痛みを引き起こす程にネガティブな感情を習慣化していると言えるのです。そのような思い込みの習慣を別の習慣に変えていくしかないということです。

第 78 話
その痛みにはワケがある　その２

　ではなぜ心理状態が痛みや病気に繋がるのでしょうか。脳神経学的に言うと、まず目から入った情報を大脳皮質といわれる神経細胞が認識し、次にA10神経群と呼ばれる部位に到達します（A10神経群とは、危機感の「扁桃核」、好き嫌いの感情の「側坐核」、言語や表情の「尾状核」、意欲や自律神経を司る「視床下部」等が集まった部分の総称です）。ここで「感情」が生まれます。まずは目から入る情報に対し好き嫌いの感情が起こり、そこで意欲も自律神経も作用されていきます。脳の「側坐核」で嫌い、嫌だという感情を認知すれば、意欲が減退し交感神経が優位になる、というように「視床下部」は機能してしまいます。好きも嫌いもその捉え方は人それぞれ、つまり思いこみです。習慣的に目に入るものに「嫌だ、これ嫌い」といった感情のレッテルを貼る習慣が強くある方は、何かしらの痛みや不定愁訴を抱えることになるのです。例えば、雨は嫌だと思うか、湿り具合が良くて好きだと思うかで、同じ環境でも捉え方は真逆になり、身体への影響も大きく変わってきます。「暑いと苦痛だ」「寒いのは嫌だ」と年中ネガティブなレッテルを貼るか、「四季折々に良いところがありどの季節も好き」というように、好きか嫌いかのどちらかしかないのです。

　どのように感じても自律神経や意欲への作用は避けられないのですから、どんなことにも食わず嫌いの習慣を捨て、興味、関心を持つことが、自律神経を一定に保つポイントになります。「興味ない」「嫌い」「つまらない」といった感情の「側坐核」、そしてそういった言語の「尾状核」は、今すぐやめろと言っています。思っても口に出さないところから始めなければ、脳の習性は絶対に変わらないし、症状もなかなか好転しないでしょう。このA10神経群の情報は、理解や判断を司る「前頭前野」に、そして記憶を司る「海馬回」に持ち込

160　メンタルヘルス編

まれ、それらの段階を経て**「思考」**していきます。「信念」「心」といった複雑な感情の形成や「記憶」の出来も、感情に左右されてしまいます。ストレスが自律神経に影響を及ぼしている状況は、ある意味脳が**「思考停止」**に陥っている状態とも言えます。意欲があるから状況を乗り越えるための一歩を踏み出せる、「なぜ？」と繰り返し考え論理的に論証し、意味付けしていくから問題が解決できるわけです。

第 79 話
その痛みにはワケがある　その３

　発生した事柄に対する思考習慣・習性と、ストレス自体がどんなことを指すのかを客観的に把握することで、対応の仕方を整理し、ストレスに強くしなやかなメンタルを獲得することができるはずです。興味が沸かない、好き嫌いが激しいといった感情の習性は脳のパフォーマンスに影響するわけですが、一事が万事、食べ物の好き嫌いが激しい方は他の分野や人に対しても好き嫌いがはっきりしている傾向があります。思考の習性がメンタルの耐久力、対応力を決定付けていたのです。その耐久力は、「自信」と「明るさ」を持っているか否かがカギを握ります。自信があれば思考の選択肢を狭める疑念や恐怖、強い不安感に打ち勝ち対応力が身につきます。**潜在意識にはびこり自信の妨げになる恐れの実体を理解し、**自分の心理的傾向、習慣を把握し、考え方、すなわち精神をしなやかに変化させることで、沸き起こる感情をコントロールできるのです。前述のように、心が肉体に影響を与えますが、その心は考え方、すなわち精神で自由自在に変化、コントロールできるということです。潜在的に抱える恐れ、不安の源の実体と考え方、すなわち対応法の例をみていきましょう。

　自己を批判されることへの不安そもそも批判する方は批判ばかりしている人です。好意であれ悪意であれ嫉妬であれ、特に日本では自由にやりたい道に進もうとしたり、世の中の常識感から逸脱した思考や情報に対してとかく批判されやすく、多分に身近な方が自信を奪うような傾向にあります。また、「好きな事を仕事にできる人なんか稀で、みんなを現実をみて、やりたくないことをしているんだ」というセリフもよく聞かれますが、実は好きなことを仕事にしている人が少ない、そもそも好きなことや夢が見つからない方が多いと言うほうが正しいのです。「アレをやったらダメ！　これをしたらいけません！」とすぐに叱ったり、なるべく大きな失敗をさせないように常識感のレール（例えば

162　メンタルヘルス編

学歴社会）に乗せたがる閉鎖的な教育によって自信や夢を持たせないようにされてきていたのです。きっと自分達も自信がないからでしょう。そのような常識感に惑わされず、さらに、逆境や失敗を繰り返しその意味を思考することで大きな宝物を得ることも理解しましょう。「禍福は糾える縄の如し」、困ったことは起こらないのです。

第 80 話
その痛みにはワケがある　その４

　1）**病気、老い、死等への恐怖**　病気の源、これはそもそも**病気を恐れる感情そのものがストレスとして自律神経系、ホルモン系に影響を及ぼしていること**が病気の引き金の主原因です。世の健康常識、安易な情報に依存せず、惑わされず、インターネットやテレビ、医療機関以外からの知識（本等）も意欲的に素直に身につけるべきです。本当に健康になると決断した方が正しい答えにたどり着けるのですね。本書でも述べてきていますが、間違った健康常識や栄養摂取が病気や老いを加速させるのであって、「老い＝病気リスク増大」ではないのです。

　年齢を重ねることで、多くの方との素敵な出会いや経験を積み、知恵を得て豊かに人生をまっとうすることを目標にしましょう。「**どれだけ人生を豊かにする情報をインプットする習慣があるか**」が病気や老いの恐怖を軽減させます。

　自分の精神が豊かになり、他者に貢献し、社会の役に立つ実感が得られる刹那を送り続ければ、振り返った時に後悔なく人生をまっとうでき、自分ではコントロールできない死への恐怖も受け入れ、心に余裕を持つことができるのではないでしょうか。

　2）**貧困への恐怖**　現状が貧困なら豊かになるための準備期間と捉えましょう。この誰もが持つ貧困への恐怖、そこから抜け出すために、日々の現実に追われるばかりの毎日ではなく、自分と向き合い、経済的な豊かさを手に入れることを目標にすると決断し、計画し、行動する思考を確立することで恐怖に打ち勝ちましょう。

　3）**愛を失うことへの恐怖**　愛は依存し与えられるものではなく、与えるものと捉えましょう。自己重要感をどれだけ他者に与えられるか、目の前の人が

求め、喜ぶことを与える習慣をつけましょう。

　すべての恐怖は潜在的にインプットされてきたトラウマや感情が作り出した思い込みです。まだ起こっていないことに自ら恐怖、不安感を作り出しそれにしばられるのではなく、恐怖の実体を知り、思考の選択肢を増やしていくのです。

第 81 話
その痛みにはワケがある　その５

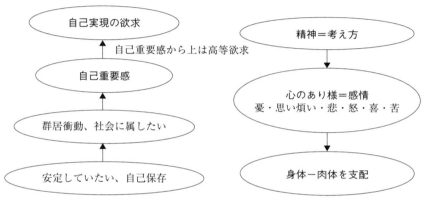

図１　欲求の段階　　　　図２　精神が心の感情を支配

　ここではストレスそのものについて解説していきます。
　そもそもストレスとは何なのかを理解していないと、自分にストレスがかかっているのか、それがどんなストレスなのかがわかりません。「今ストレスを感じていますか？」と尋ねると、「ストレスはないです」という方がよくいますが、これまでのコラムで繰り返し述べてきたように、痛みや病気などの症状が発症している時点で、一定期間交感神経が優位なわけですから、肉体的または心理的なストレスは間違いなくかかっています。ではどんな要素がストレスを構築しているのでしょうか。
　まず**苦痛**があげられます。痛み自体も苦痛でしょうし、嫌いな人と関わる、満員電車に乗る、猛暑等も苦痛と感じるかもしれません。

166 メンタルヘルス編

次に欲です。欲を持つことがいけないと言っているのでは決してありません。実はこの欲がないと、ストレスを解決し痛みを乗り越えることはできません。自分に○○があったら幸せなのに、○○があれば満たされるはずなのにという条件付きの欲は、大きなストレスになります。お金、物、人、容姿、学歴、年齢、環境等がそれらに当てはまるのでしょうが、裏を返せば、それらを持ち合わせていない現在は不幸だと言えるので、知らず知らずのうちにストレスを作ってしまいます。子供がヒーローになりたいという感情は、もちろん苦しみはありません。

わくわくしながら楽しんで夢を見ているはずです。これは図1の欲の中でも、自己実現または根拠なき自信からくる、自己超越の感情からくる欲です。人生の目標や夢という欲があれば、さらにそこへ向かって楽しんで進んで行ければ、ストレスを跳ね除けプラスの感情に変換できることでしょう。根拠なき自信を子供のうちに奪ってしまうのは、世間の常識、固定概念や学歴社会、子供の可能性を信じきれない親、大人達だったりしますが。

自信があって明るい方は、ストレスに強く、現実を受け入れ目標に進んでいけます。その逆もまた然りです。

その方の幸福度（精神的、肉体的充実度）は脳のA10神経群を介して普段発せられる言葉で決まってくると解説してきました。愚痴や不満が頻繁に出る、「困った」「心配で仕方ない」と常に思い悩んでいる、いつもイライラしている方は、自律神経に作用して定期的に痛みが起こったり、体調不良に陥ってしまいます。よくもまあそんなに悩みごとをつくれるなあと感心してしまいます。

そんな感情をコントロールするのは、図2のようにその方が持ち合わせて育んできた**精神、すなわち考え方がベース**になっています。ある事象で本人が不幸だと感じても、別の方はまったく逆の幸福的感情になったり、言葉が出たりしますが、それはその人の精神性に支配されているのです。これこそが普段からのものの捉え方、発する言葉の習慣の集大成といえるでしょう。本人だけが一生懸命そう感じようとしているだけなのです。

感情の発現は精神でコントロールされるので、ストレスにも考え方次第でいくらでも対応可能なのです。

第 82 話
その痛みにはワケがある　その６

　ここで取り上げるテーマは、「欲」というストレスの中でも特殊な「自己重要感」です。日々の中でなんとなく心が苦しい、重いと感じることはありませんか？　そんなときはたいてい自分自身の欲が関わっています。例えば

① 　ちょっと先に待ち受ける事象に対する不安

② 　相手の行動に対する不満

③ 　日々の環境に対する憂い

等は、より良い状況、あくまで自分自身にとって完璧な結果を期待してしまうことから生じています。

　①ならば、本当は困ったことは起こらない、起こる結果にはすべて意味があるという考え方で対応、起こりもしないことに不安になるのは潜在意識の仕業でした。

　②なら、相手が変わることに期待するのではなく自分の考え方を変えようと思うことです。

　③ならば、現在の幸せ、感謝できることを見つめ直しましょう。このように、自分の余計な欲を考え方を変えて取り除くことで、不要なストレスを避け自律神経のバランスを保つ必要があります。ただし、欲の中でも、他者に認められたい、必要とされたいという「自己重要感」という欲求は、考え方プラス他者への実際行動が必要になる分、特殊な欲です。

　この欲求は最も大きな割合を占めるストレスとなります。家庭、会社、学校、地域等の中で自分の存在を肯定され、認めて欲しいと常に思うのが人間の本能ですが、特に身内に対する欲求が最も強いようです。

　ここで一つ、身内、親類に対して勘違いをせず、考え方を改める例を筆者なりの見解としてご紹介します。

① 親に対する不満…良くも悪くも反面教師として割り切りましょう。現在幸福感がない方は親に対する不満が続いている傾向にあります。せめて生んでくれたことに感謝しましょう。

② 子に対する不満…自分の不完全さを棚に上げて、子には自分の思い通りに行動して欲しいと思ってしまいますが、自分の所有物ではなく、神様からの預かり物だと思いましょう。そうすれば信じ、大切に寛容に扱えるはずです。

③ 兄弟に対する不満…生物学的に血が繋がっているだけの他人だと思いましょう。理解できない言動も、他人なら仕方ないと思えますし、少しは許せます。

④ 夫婦に対する不満…この世で一番の修行だと割り切りましょう。男性には変わって欲しいと願うが決して変わらない、女性には変わって欲しくないと願うが変わってしまう…。一番して欲しくないことをしてしまう相手なのです。最も相性が悪いのが相手なので早く気づきましょう。虐げられているご主人がいかに多いことでしょう。

このように、いくら相手や周りに期待しても、なかなか自己重要感は得られません。また、この欲求はどんなに褒められても満足することのない欲です（なかなか人は褒めてくれませんが）。そもそもどんな欲にもそういった性質があります。自己重要感の場合、逆に自分がして欲しいことをし続ければ、その欲求は満たされ幸福感を得ることができるでしょう。

相手を褒める、感謝の言葉を常に相手に伝える、行動や働きぶり、考えを認め同意してあげる、笑顔で話を聞いてあげる、大きくうなずいてあげる等を、自分自身の習慣として相手に自己重要感を与え続けるのです。

褒められて悪い気をする方はいません。褒められることに慣れていない方は、初めのうちは戸惑いを見せるかもしれませんが、それでも喜んでいる姿を見ることで、自身が自己重要感に満たされる、つまり幸福感に満たされ、自らの「居場所」をつくることになるのです。生まれながらに、この世でかけがえのない価値があり、必要な存在であるという自己の重要感の認識と確信（つまり自信）、それこそが、欲求というストレスから身体を守り、自律神経を安定

させる最良の処方箋となるでしょう。

※ストレスケア　シリーズ　主な参考文献
『成功脳』他多数　実業家　斎藤一人　ロンクセラーズ　2011 年
『普通はつらいよ』他多数　実業家　斎藤一人　マキノ出版　2007 年
『脳に悪い７つの習慣』脳外科医　林成之　幻冬舎　2009 年
『一流の勝負力』カウンセラー　久瑠あさ美　宝島社　2010 年
『人を動かす』実業家　D・カーネギー　創元社　1999 年
『挫折力』コンサルタント　冨山和彦　PHP 研究所　2011 年
『思考は現実化する』ナポレオンヒル　きこ書房　1999 年

季節の豆知識編

「春」第83話〜第85話

「土用」第86話〜第90話

「夏」第91話〜第95話

「秋」第96話〜第99話

「冬」第100話〜第106話

第 83 話
春は肝臓を潤す食材を食べましょう

　寒かった冬から暖かい春へ移り、新しいことにチャレンジしたり、身体も活発に動き出す季節です。冬の間に溜め込んだ毒素や、不要物を解毒、分解してくれるのは肝臓の働きです。肝臓に良い食材をどんどん食し、気持ちの良い太陽の光をどんどん浴び、毎日を健康にお過ごしください。「色鮮やかで！ 見て楽しい！ 食べて美味しい！」春のちらし寿司をご紹介します。

菜の花で春のちらし寿司
(寿司飯)・炊きたてご飯…3合分
(調味料)・だし…200cc（椎茸の戻し汁も足します）・寿司酢…90cc
　　　　・しょうゆ…大2・塩…少々・酒…大1・きび砂糖…大1～2
(具)・乾燥椎茸…5枚（※煮汁も使います！）・人参…1本・コンニャク…
　　130g
　　・鶏肉…100g
(飾り)・卵…3～4コ・菜の花…たっぷりお好みで
　作り方
1　炊きたてご飯と寿司酢と合わせておく（1合に対して30ccが基本）。
2　具の椎茸、人参は細切りに、コンニャクは短冊切りに、鶏肉は一口弱に切る。
3　鍋に油を熱し、すべての具を炒め、調味料を加えて煮て冷ましておく。
4　飾りの薄焼き卵を焼き、冷めたら細切りにする。菜の花はサッと茹でて適度の大きさに切る。
5　3の具と寿司飯をさっくりと混ぜ合わせ、この時煮汁も少々加える。
6　器に盛りつけ、最後に卵と菜の花を添えて
　　完成です。

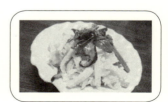

春に必要な味覚＆食材
　・酢・レモン・梅干し・小松菜・菜の花・ほうれん草・人参・パセリ・レバー・ニラ・あさり・しじみ

第 84 話
免疫アップでアレルギー対策！

　春になると花粉症に苦しむ人が多く見受けられます。花粉だけでなくさまざまなアレルギーに対応するためには、自身のリンパ球を活性化し、免疫力アップが大切です。整体的にカギを握るのは、リンパを生成する脾臓を元気にして、脾臓の脊椎神経反射である背骨の胸椎7番、8番の動きをつけることです。

　まず、脾臓の反射ラインである脛の骨の内側を、脛の際に入れ込むようなイメージで、下からマッサージします（写真1、2）。

　次に胸椎ですが、第65話のエクササイズを参考にしてみて下さい。胸椎7、8番（肩甲骨の下角付近の高さの背骨）が動いてきますよ（写真3～6）。

　甘いものを過剰に摂取すると脾臓の働きが弱るので、白砂糖が大量に入ったお菓子、そして果糖の果物は控え、サツマイモ等で代用しましょう。

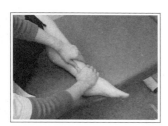
写真1　足首内側からスタート

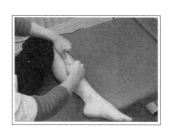
写真2　脛の内側を指圧

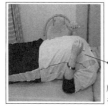
写真3　肩甲骨を寄せ、胸を大きく反らせる

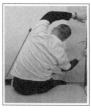
写真4

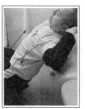
写真5

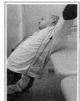
写真6

写真3～6は第65話参照、背骨活性

第 85 話
春はお酢をたっぷり使いましょう！！

　春は寒い冬の眠りから覚め、万物が一斉に動き始め新しい生命の誕生が見られる季節です。何かをスタートさせる絶好の時期です。冬の寒さから身を守るために身体に蓄積した脂肪や老廃物を解毒させることが大切となります。解毒、分解を司る肝臓の働きをより活発にすることで春を元気に快適に過ごすことができます。それには酸味が必要です。肝臓を思いやり、希望に満ち溢れた春を満喫しましょう。

新キャベツと豚しゃぶの酢ネギソースのっけ

（材料）２人前
・豚しゃぶ肉…適量
・キャベツ…適量

[酢ネギソース]
・酢…大さじ３杯
・砂糖…少々※きび砂糖、甜菜糖がよい
・醤油…小さじ１杯
・ごま油…数滴
・ねぎ…白い部分たっぷりとお好みで。
・しょうが…適量
　※すべて分量はお好みでOK！

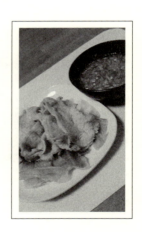

1　沸騰したお湯で豚肉とキャベツを茹でる。
2　ザルにあげ、水をきる。
3　お皿に盛りつけ、お好みで酢ネギソースをかける。
※唐揚げなど揚げ物にもよく合います。蒸したお野菜などにもお勧め。

第85話　春はお酢をたっぷり使いましょう！！　175

　たけのこ、わらび、ぜんまい、ふきのとう、たらの芽、行者にんにく…春の
新芽には栄養分をたっぷりと含んでいると同時に、その分毒性が最も強い季節
でもあります。それらを好んで食するので解毒作用を持つ肝臓に負担がかかる
とも考えられてもいます。陰陽五行では、第83話でご紹介した食材や酸味の
他、スモモ、ニラ、ごま等も肝臓を養生する食材とされています。

第 86 話
あらためてナチュラルミネラル ウォーターであること

　気温、湿度ともに上がってくる季節は、熱中症に気をつけなければなりません。水分が不足すると、電解質のバランスが崩れて体液が濃くなり、腎臓に負担をかけ、血圧が上がったり、血栓ができやすくなったり、めまい、ふらつき、食欲低下などを招きます。体液と電解質の調整は腎臓が担っています。余分な塩分は腎臓で濾過されるので、塩分摂取量は血圧とは相関がありません。

　スポーツドリンクの電解質バランスは人間の体液に近いという説が流布していますが、前述した通り500ccのスポーツドリンクにはスティックシュガー約11本分の砂糖が含まれており、液体としての濃度はかなり高いのです。体液がそんなに濃いはずはありません。それだけ濃ければ発汗や排尿も制限され、脱水になりにくいかもしれませんが、それ以上に、血液中の糖の濃度が高いリスクの方が上回るので、スポーツの現場だからとスポーツドリンクを水代わりに摂取するのはとてもお勧めできません。コーラなどの清涼飲料水全般はそれ以上に砂糖を多く含んでおり、腎臓で濾過しきれません。**水分を摂って冷えたりむくむ方は糖の摂りすぎだったのです。**熱中症予防のポイントは、発汗、水分吸収と排出に関わる、適度な電解質バランスと腎臓が正常に機能することです。コーヒーのカフェインやお茶のカテキン等ががん予防に効果があると言われていますが、そのようなカフェイン摂取によって体液バランスが崩れて腎機能が低下したら、元も子もありません。また、暑いからと果物を習慣的に摂取し続けると、カリウム値が高くなることでミネラルバランスを崩し、むくみ、脱力感、不整脈等を引き起こします。もちろん糖の大量摂取にもなります。ナトリウムとカリウムが0.6対1、カルシウムとマグネシウムが2対1のミネラルバランスが、血圧を正常に保ち、腎臓の濾過機能、ホルモン機能を正常に保ちます。これが天然水（ナチュラルミネラルウォーター）であり、それ

第86話 あらためてナチュラルミネラルウォーターであること *177*

以外のスポーツドリンク、清涼飲料水、あらゆるカフェインは、基本的に腎臓に負担をかけるということをご理解ください。ちなみに水道水を濾過してもミネラルバランスは含まれないので腎臓機能という部分で期待できません。15分にコクッと一口、一日2ℓの天然水の摂取を心掛けましょう。認知症予防・改善の最も効果的な対策でもあります。

第 87 話
梅雨の季節！ 脾臓を大切にしよう！

　気温の変動が激しい梅雨の時期は、1年で最も体調に気をつけていただきたい季節でもあります。日中暑いからと言って、冷たいアイスや果物を頻繁に食べる習慣は免疫機能を抑え、身体に不調を招きます。たんぱく質豊富な卵、豚肉をたっぷり使ったレシピをどうぞお試しください。

免疫力が上がる幻のカルボナーラ

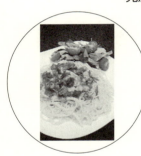

材料（2人分）

・スパゲッティ 1.6mm	160g
・卵	2コ
・パルメザンチーズ	大さじ2〜3
・豚肉	80〜100g
・黒こしょう（粗引き）	適量
・塩	適量

1　油をひかずにフライパンに小さめに切った豚肉をカリッと焦げ目がつくまで炒めたら、火から降ろして塩・コショウをする（※この時コショウを多めにすると美味しい！）。

2　ボウルにパルメザンチーズを入れて、卵と一緒に溶きほぐす（※泡立て器があったら少し泡が立つくらい混ぜて空気を入れると、クリーミーでふんわり口当たり良し！）。

3　スパゲッティを茹でる（※針くらいの芯の残る程度に、1.5分くらい早めに取り出す）。

4　茹であがったら1のフライパンに入れ、スパゲッティの茹で汁も大さじ2〜3杯加え、2を投入。弱火で手早くザックリ混ぜて絡ませたらでき上がり（※フライパンが熱いと卵がポソポソになってしまうから、卵の固まり

具合を好みで調整してする)。

脾臓によい食べ物

・卵・牛肉・かぼちゃ・とうもろこし・大豆・はちみつ・黒糖・オリゴ糖
・きび砂糖

※白砂糖や果糖は身体を冷やし、脾臓の働きを弱めてしまいます。
※東洋医学で重要視される脾臓も西洋医学では成人以降の機能はあまり重要視されていません。

第 88 話
気圧の変化で痛みが発症する理由

　雨量が多かったり、台風が近づくと、頭痛や関節痛を訴える患者さんが頻繁にいらっしゃいます。

　これは、気圧の変化が人体に影響を及ぼしているのだと考えられます。

　頭痛なら頚椎や頭蓋骨を覆う筋肉が、関節痛ならその関節を支える筋肉が普段から硬くなっていて、その部位の血管、神経、関節が圧迫されている方に見られます。

　慢性的に筋肉がこり、関節の可動域が制限されているのです。

　しかし、雨が降ると気圧が下がり、空気の圧力も弱まります。

　そうすると、慢性的に筋肉に圧迫されていた血管が開放され、平時より過剰に血液が血管中を流れます。

　すると、血管が拡張し、周辺の神経も圧迫されて、頭痛等を併発するというわけです。

　痛みがある箇所をサポーターなどで少し圧迫すると楽になるのは、この原理です。

　こうなると、気圧の変化が起きてから対処しても遅いので、通常、硬くなった筋肉が血管や関節を圧迫している状況を改善させることがポイントになります。

　筋肉内の疲労物質を肝臓で早く除去できるように酢の物を多く取ったり、前述の話をご参考にして、部位ごとのストレッチを、痛みが起きる前から行ったり、外気温が高い季節でもシャワーで済ませず、ゆっくり湯船に浸かることが肝要です。

第 89 話
脾臓いきいき♪ カボチャスープ

（材料4人分）
・カボチャ…4分の1
・水…150cc
・コンソメ…1～2個
・牛乳…300cc
・塩、胡椒…少々

1　鍋に水150cc入れる。
2　薄切りにしたカボチャを入れ、コンソメも入れる。
3　カボチャが柔らかくなるまでコトコト煮る。
4　少し冷まして、気になるようなら皮を切り落とし、ミキサーにかける。
5　鍋にもう一度入れ直して、牛乳・塩・胡椒を入れ味を調える。ほっこり甘いスープです。

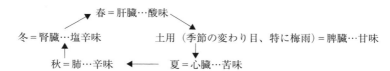

図1　五臓と季節の関係…各季節でダメージを受けやすい臓器を養生する味覚

　※季節の変化とともに臓器の養生も巡ります。ただし、糖質過多の現代では逆に糖質を制限することで脾臓を養生し免疫を保つこともでき、季節の変わり目を乗り切れることでしょう。

※各レシピ製作協力
野菜ソムリエ・認定徒手整体師　三輪美智子
三輪敦子
成立学園中学・高等学校　家庭科教諭　増田真祐美

第 90 話
土用のウナギ？

　一般的に四季以外の季節の変わり目は土用の季節と言われ、古くから「土用にはウナギを食べて精力をつける」とも言われています。この時期、気温と湿度の上昇により、身体がじっとりとして不快なため薄着になっていきます。しかし、朝晩の気温差に加え、日によっても変化があるため、薄着のままで過ごすとその気温差についていけず、風邪を引きやすくなります。　風邪は万病のもとと言われるように、その原因であるウイルスが引き金となってリンパのバランスが崩れ、免疫力が低下し、リウマチや難治性の自己免疫疾患を引き起こしやすくなるのです。湿気によって汗が皮膚にまとわりつくため、皮膚呼吸や発汗の効率が通常より悪くなり、そのタイミングで果物等の水気が多い物を頻繁に食すると、常に濡れた水着を着ているような感じになり、慢性的に冷えてしまいます。また、リンパにダイレクトに影響する甘い物を摂取する習慣がある方は、冷えによるリンパの低下とのダブルパンチになります。かつて、冷蔵庫がない時代、この季節は湿気で食物が腐りやすく、カビなどの菌によって体調を崩すことも多かったはずです。ウイルスも菌も身体で活動しやすい季節なのです。土用の季節は、温度、湿度の影響を受けやすいこと、果物、水物、甘いものの摂取をいつも以上に控える必要があることに、改めて留意してください。ではウナギはどうでしょうか。ウナギにはビタミンＥが豊富に含まれており、精力増強、抗炎症作用、解毒作用、抗血栓作用で免疫力を正常に保ち、脳・心筋梗塞の予防、そして抗酸化予防（抗癌効果）が期待できる栄養素を有しているのです。そう考えると、最適な食材と言えます。アボガドは果物の中ではビタミンＥが豊富だと言われていますが、やはり果物なので、身体を冷やし、糖化を引き起こし、リンパ系、ステロイドホルモン等に悪影響を及ぼします。節々の痛みが気になる方は控えてください。土用のウナギを広めることに

第90話 土用のウナギ？ *183*

なるキャッチコピーを考案したのが、実は江戸時代中期に活躍した、エレキテルの発明で有名な平賀源内であったのは有名な話です。すでに当時から、土用の季節にはしっかり養生をしなくてはいけないと経験的にわかっていたこと、そしてウナギには健康増進効果があると広まっていたのです。

第 91 話
夏に必要！ 赤い食材と苦味の食材！！ その1

　夏は身体に熱がこもりやすいため、循環器系のトラブルも起きやすい時期です。体熱コントロールをスムーズにする食材は赤いもの、苦味のあるもの、ここでご紹介する赤い食材は赤パプリカと人参です。ストレスに負けない身体を作りあげる栄養素を多く含むレバーもお勧め食材です。

夏快適☆レバニラ炒め

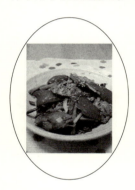

（4人分）　　　　　　　　（レバーの下味）
- レバー（牛 or 豚）…300g
- ニラ…1束
- 赤パプリカ…1～2個
- 人参…半分
- もやし…1袋
- 生姜…1片
- 酢…小さじ1～2
- 酒…大さじ1
- 醤油…大さじ2
- きび砂糖…小さじ1
- 塩、こしょう…適量
- にんにく…1片
- 片栗粉…大さじ2
- ごま油…大さじ2

1　レバーをよく洗い水を切って下味の調味料につけ20分置く。その後、片栗粉でまぶす（※下味をつける前にキッチンペーパーなどでしっかりと水切りする）。

2　ニラ、人参は食べやすい長さに切り、赤パプリカは乱切りに、もやしは水に放ちパリッとさせる。

3　フライパンに油を入れ、みじん切りにしたにんにく、生姜を炒め、香りが出てきたらレバーを入れしっかりと炒める（※赤みがなくなるまでよく炒める）。

4　レバーがしっかり焼けたところで、赤パプリカ、人参、もやしの順に炒め合わせる。

5　酢を加えざっくりと混ぜ、塩、こしょうで味を調え、最後にごま油をからめてできあがり。

赤い食材　トマト、小豆、人参、赤パプリカ、スイカ、いちご、イチジク

苦味の食材　苦瓜、魚の腹わた、春菊、よもぎ、大根の葉、緑茶、パセリ、銀杏

第 92 話
身体を冷やすということ

　夏の暑い日が続くと冷房をつけずにはいられない状況ですが、就寝時も冷房をつけたままにしていませんか？　そうすると、身体の芯まで冷えてしまうことが危惧されます。血流が悪くなるため筋肉や関節が硬くなり、腰、膝、首などの関節痛を引き起こし、さらに自律神経のバランスの乱れにより、頭痛や内科的な症状にも影響を及ぼしてしまいます。慢性的な冷え性になると、リンパの流れも悪くなり自己免疫能力も低下するため、病気になりやすくなってしまいます。冬は暖房をつけたり厚着をすればよいのですが、かえって夏の方が、冷房により、身体を冷やし、体調を崩してしまう方が多いようです。慢性的に身体が冷えている場合には、以下の点に留意された方がよいでしょう。

① 　ウォーキングやストレッチなどで積極的に筋肉を使う。

② 　暑い日でもシャワーだけで済まさず、きちんと湯船に浸かる日をつくる。

③ 　甘いものや冷たい食べ物、飲み物を多く摂り過ぎない。

④ 　血流改善、安定作用のある良質な自然塩、レバー等の鉄分を心掛けて摂取。

⑤ 　ビタミンや食物繊維を摂取できる野菜は多めにとる（カボチャ、サツマイモ、ブロッコリー、ピーマン、パセリ、トマト等）→ 血流の改善 → 副交感神経が活発化 → 内臓も活発に。生野菜よりも温野菜の方が冷え性の方にはお薦めです。

　逆に、急性の痛み（捻挫、ぎっくり腰、寝違え、骨折等）がある場合は、冷却しなくてはいけません。痛みの部位の血流が停滞し、炎症を起こしているからです。しかし、冷やし続けるのは逆効果です。血流が回復せず、痛みがいつまでもひかなくなるので、せいぜい１週間くらいに留めます。慢性的な痛み（肩こり、腰痛、膝痛等）の場合は、温めた方が無難です。

第92話　身体を冷やすということ　*187*

　ちなみに、痛み止めの薬は、血流を阻害して一時的に痛みを止めるわけですから、常用は避けたいものです。これを 1 カ月近く続けると、自律神経のバランスが乱れ血流が悪くなり、免疫力が働かなくなってしまいます。つまり、慢性的に身体を冷やしているのと同じことになってしまうのです。その状態でマッサージや関節の治療を行うと、その部分が炎症を起こし痛みが増してしまうので、なるべく短期の服用に留めるように気をつけましょう。

第 93 話
夏に必要！ 赤い食材と苦味の食材！！ その2

　夏は心臓、循環器、神経系に負担がかかる季節です。赤い食材と苦味の食材には体熱コントロールをスムーズにし、血流循環を良くする効能があります。積極的に食べましょう！！

夏の養生トマトパスタ

(3人分・材料)

- 玉ねぎ…大1個
- 合挽き肉…300g
- エビまたはシーフードミックス…お好きな量
- トマト缶…1缶
- 酒（ワイン）…大さじ2
- きび砂糖…適量
- スパゲッティ…300g
- コンソメ…2つ
- 塩、コショウ…適量

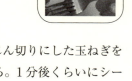

(手順)

1　フライパンにオリーブオイルを回し入れ、まずみじん切りにした玉ねぎを炒める。白っぽくなったら、合挽き肉も入れ炒める。1分後くらいにシーフードミックス（サッと湯がいたエビ）も入れ炒める。

2　ある程度炒めて全体に火が通ったら、調味料を入れていく。
　お酒（ワイン）大さじ2、コンソメ2つ、塩コショウを適量に、きび砂糖をパラパラと少々（※これが隠し味になる）。最後にトマト缶を投入（もしケチャップがあったら半カップほど入れ加えると濃厚な味わいになります）。

3　すべての材料と調味料をやさしく混ぜ合わせグツグツしたら味見をし、必要であれば、岩塩または海塩を加えて味を調えて完成。

4　好みの硬さに茹であがったパスタにたっぷりとかけてできあがり。

※輪切りにした茹で卵＆細かく切ったパセリなどを載せて色鮮やかにして食卓へ。

第 94 話
節電の夏は体温調節をコントロールしましょう

　夏本番となると、皆さんも節電しながら猛暑を乗り切る、ということがテーマになっているのではないでしょうか。とはいえ、クーラーをつけないわけにもいきません。体温コントロールに気をつけて、熱中症等で体調を崩さずに夏を乗り切りたいものです。高血圧や心臓疾患が原因で循環器系の養生が必要な方は、体温コントロールが不得意で夏が苦手な方が多いようです。そのような方のための養生法を、皆さんも実践することをお勧めします。

　まずは食物ですが、東洋医学では赤い食物が体温コントロールに良いとされており、身体の熱を冷ます食物がトマト、イチゴ、そして血流を安定させる食物が小豆、イチジク、人参です。また苦い食べ物、ゴーヤ、魚のハラワタ、春菊、銀杏等は、血圧および血流の安定に良いということも覚えておいてください。

　血流改善、安定を目的とする身体操作では、手の小指の爪の生え際を少し強めにもみ、指回しを2分ほど行います（写真1、2）。

　腕の側面を伸ばすストレッチもお勧めです。片方の腕を頭の横で曲げ、逆の腕でしっかり肘を支え、ゆっくり逆側に胴体を曲げながら30秒間ストレッチします。腕を替えて両方とも行います（写真3、4）。

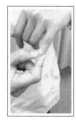
写真1　小指の爪の生え際をもむ

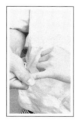
写真2　小指の爪の生え際をもむ

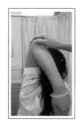
写真3　上腕外側を伸ばす

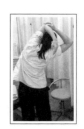
写真4　側屈を加え胴体側面から伸ばす

第 95 話
アイスクリームを食べ過ぎると

　暑い日が続くと、つい冷たいものを飲んだり、果物を食べ過ぎてしまいがちです。患者さんに頻繁に見られる傾向は、アイスクリームの食べ過ぎによる弊害、不定愁訴です。

　暑い日には本当に美味しいのですが、食べ過ぎるとどのような弊害が出るかをご説明します。

　上白糖の甘さと冷たさで、人体で最も影響を受ける臓器の一つが脾臓です。

　脾臓はリンパを作る臓器で、脾臓が弱るとリンパの生成に制限が出て、リンパ球の働きを弱めます。リンパ球が最も内在している臓器は大腸なので、腸の働きが弱まり便秘や下痢になってしまいます。

　また、各リンパが集中するリンパ節は関節の節々に多く見られるので、膝の痛み、股関節の違和感、朝起きたときの手の強張り等を引き起こします。

　さらに、免疫力が弱まることからアトピー性皮膚炎その他のアレルギー疾患も、症状が悪化します。にきび、ヘルペス、吹き出物、うおのめ、ガングリオン等の皮膚トラブルも、すべて脾臓とストレスが原因です。

　冷えも引き起こすので腎臓や膀胱も弱り、むくみや末端の冷え等が起こります。また、脊髄神経にも影響が出るので、腰痛、首痛、頭痛もそれらが原因の場合が少なくありません。

　ここでいう食べ過ぎの定義は、一度に多く食べることよりも、少量でもほぼ毎日アイスクリーム（もちろんアイスキャンディーも）を食べる場合を指します。上述のような症状に心当たりがある方には、しばらくの間控えることをお勧めします。免疫系に作用するので、きっと症状が大幅に緩和することでしょう。

　適度な運動や睡眠を実践しても症状が改善しない方は、脾臓－リンパラインからくる内科的な問題だと認識してください。

第 96 話
秋は肺の季節

秋は夏と違って乾燥が著しく、それに伴い肌も乾燥してきます。

また、空気が冷えることによりウイルスが増殖し、喉や肺などの気管支に入りやすくなるので、インフルエンザや風邪の予防に努めたいものです。東洋医学では、秋は肺がダメージを受けやすい季節と言われています。肺を強化し、乾燥から肌を守り、免疫力を養いましょう。

肺には辛い物が良いと言われ、トウガラシなどの香辛料、生姜、長ネギなどは、風邪をひいたときに良いと言われています。身体では、胸から腕、親指に

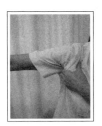 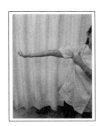 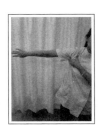 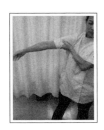

写真1　胸を圧迫　　写真2　腕を後ろに回す　　写真3　前に回す　　写真4　上腕内側を指圧

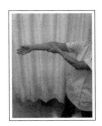 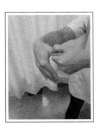 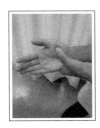 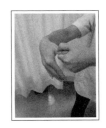

写真5　前腕を指圧　　写真6　親指を指圧　　写真7　母指球の指圧　　写真8　爪の生え際をつまんで指回し

192　季節の豆知識編

かけて、肺のエネルギーのラインが流れています。

　親指で胸を圧迫しながら、腕を前後に繰り返し回します（写真1）。

　胸の、痛気持ち良い場所を見つけ10回回します（写真2、3）。そのまま上腕、前腕と親指の延長線上を指圧していき、手の母指球もしっかり揉みます（写真4、5、6、7）。

　最後に、親指の爪をつまんで10回指回しをします（写真8）。

　この動作を左右行うと、深呼吸がしやすくなります。

第 97 話
どこか懐かしい♪ ほっくりスイートポテト

材料（銀紙12～15個分）
- さつまいも…600g
- 卵…1コ
- きび砂糖…40g
- バター…大さじ2
- 塩…小さじ3の1
- 牛乳…3分の1カップ
- バニラエッセンス…少々
- アルミケース…12～15コ

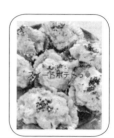

1 さつまいもの皮をむき、2cmくらいの輪切りにする。そして、水にさらし、蒸す。
2 熱いうちにボールにとり、すり棒でトントン潰す。
3 そのまま熱いうちに、卵、牛乳、きび砂糖、バター、塩、バニラエッセンスを入れ、混ぜ合わせる（※卵の黄身を上に塗る用で、少しだけとっておく）。
4 アルミケースに詰めて、上に卵黄をはけで塗り、180度のオーブンで焼き色が付くまで焼く（※しっかりと焼き色が付いたほうが美味しい。黒ゴマ塩をふりかけてもよい）。

　秋はイモ類がとっても美味しくなる季節です。さつまいもは、美肌に欠かせないビタミンCが豊富なうえ、善玉菌のえさになり、腸の働きを良くする食物繊維も豊富です。そして血糖値も緩やかに上げる優れものの食材なんです。甘いものが食べたくなったら、身体にやさしいこのスイートポテトを是非、作ってみてください。簡単ですよ。果物よりさつまいも、ビタミンも繊維も豊富なんです。喉や鼻風邪に気をつけて頂きたい季節！ こんな食材も気管支を強くします！！

　辛みの食材…唐辛子、にんにく、ねぎ、生姜など。
　白い食材…大根、玉ねぎ、きゃべつ、じゃがいも、白ゴマなど。

第 98 話
寒い季節に向けて

　秋から冬へと移行しつつある時期、身体的に注意しなければならないのは、冷えと乾燥による影響です。

　冷えるとリンパ球の働きが低下し、免疫力が下がり、内臓の働きも弱くなりがちで、特に膀胱や腎臓などの泌尿器系のトラブルが起こりやすいようです。

　また、空気の乾燥に加え、暖房により身体も乾燥します。具体的症状としては、脚が冷える、ふくらはぎがだるい、筋肉がつる、腰痛を起こしやすい等です。

　さらに、乾燥で喉や鼻等の気管支のトラブルも起こりやすくなります。

　しっかりと水分を摂取し、どんどん尿を排出し、常に泌尿器を活性化することで前述の症状を未然に防ぎましょう。

　今までのお話で、天然水を多めに摂取することを何度も提案してきましたが、寒い季節になると飲みづらくなり、摂取量が減ることも少なくないようです。

　冷え症で辛い方は、お水を温めて飲んでも構いません。湯気が立つくらいに温めれば、寒い季節でも抵抗なく飲むことができます。

　そのうえ、その蒸発した水分が鼻から吸収され、気管支の乾燥から起こる風邪、ウイルス感染などの予防にもなります。

　喉が渇かなくても 15 分に一口のペースで 1 日 2ℓ、寒い季節ほど水分をこまめに摂取しましょう。

第 99 話
鳥もも肉とエリンギの柚子コショウ炒め

　空気の乾燥が始まる秋は、鼻や喉の粘膜も乾燥し、ウイルスや菌にさらされやすく、インフルエンザが流行するのもこの季節です。東洋医学では辛味を摂ることが気管支の養生には推奨されています。

　辛味は消化吸収されず、そのまま異物を排出する作用があるからです。辛味を摂ると涙や鼻水が出るのはそのためです。

（材料2人前）
- 鳥もも肉…250g
- エリンギ…1パック
- 柚子コショウ…適量
- だし…2分の1弱

1　鳥もも肉とエリンギを一口大に切る。
2　フライパンで炒める（※皮つきのもも肉ならば皮の油でちょうど良い）。
3　柚子コショウを加え、さらに炒める。
4　だしを入れて、ひと煮立ちさせたらハイ！ 出来上がり！！

★ひと煮立ちさせた後、水溶き片栗粉を入れてとろみをつけても美味しい。

※辛味が足りない時は唐辛子や柚子コショウをお好みでふりかけてもOKです。
※辛味の摂りすぎは痔の原因になるのでご注意。

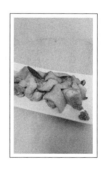

第 100 話
寒くて体が縮まったら

　寒い季節になると、つい肩をすぼめて背中が丸くなってしまいがちです。そんな格好を続けていると、ますます姿勢が悪くなり肩がこってしまいます。現象的には背中の肩甲骨が上へ引っ張られ、肩甲骨を引き上げる肩甲挙筋という筋肉や僧帽筋が収縮した状態になっています。これらの筋肉の緊張を解き、上半身のバランスを整え肩こりを改善させましょう。まずは鏡の前に立ち、どちらの肩がより上へ引き上げられているか比べてみます。わかりにくい場合は後ろから誰かに両手を自分の両肩に乗せてもらい高い方を比べます。高く引き上げられた肩を元の高さに戻します。

　高い肩の腕を完全脱力し、腕の重みを体感します。胴体は真っすぐキープしたまま、肩の付け根から垂直に床にゆっくりゆっくり「はがす」ように下ろしていきます（写真1）。1分ほど経過したら、さらに首も反対側にゆっくり曲げていきます。腕を床に下ろすベクトルはキープして行います。30秒ほど経過したら逆の手で僧帽筋をしっかり掴みます。肩と首の間の突っ張っていて、押

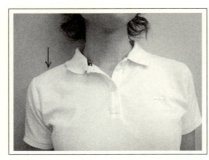

写真1　腕をゆっくり下ろしていく

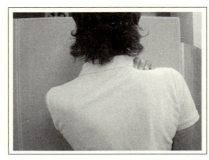

写真2　筋肉を指圧したまま肩を上下させる

したら気持ち良い場所がそれです。そこからさらに掴んだ筋肉を下ろした腕の方へゆっくり30秒引き下げます。しめて2分。まだ伸びそうな方は時間を延長しても構いません。

　今使用した側の僧帽筋のさらに背中側へ腕を伸ばすと肩甲挙筋があります。肩甲骨と背骨の間にあります。指を伸ばして、その部位を気持ちよい程度に3本くらいの指で指圧します。圧迫したまま肩甲骨、つまり肩を上げ下げします（写真2）。特に下ろす時しっかり下ろしきってください。イチ、ニ、イチ、ニ…と繰り返し30秒くらいでよいでしょう。高かった肩が低くなっています。両側とも高く引き上げられていると感じるなら、無論両方行っても構いません。最後に鉄棒のようにぶら下がれる場所があるなら、両手でつかんで腕と肩を伸ばしきり、足が地面についても構わないので上半身をストレッチします。さらに丸くなった姿勢が改善します。

第 101 話
豚肉は冬の味方！ モリモリ食べよう！

　冷えは筋肉が縮んで、血液が滞りやすい状態です。腰痛、頻尿、足のむくみなどの症状に悩まされる方も少なくありません。腎臓と膀胱の泌尿器系は寒さによるダメージを受けやすい季節ですので、冬に良いとされる五畜（豚肉）を豚バラ肉としていっぱい入れて作ってみてください。

〜こころもからだもとろとろの八宝菜〜

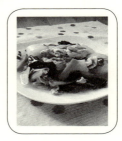

（材料）　　　　　（調味料）
- 豚バラ肉　　　・コンソメ…1コ〜
- 白菜　　　　　・片栗粉…大さじ1〜
- チンゲン菜　　・塩コショウ…少々
- 人参　　　　　・醤油…お好みで
- 椎茸　　　　　・油…適量
- 玉ねぎ
- キクラゲ　　　※材料はそれぞれすべてお好みの量でOKです。

1　それぞれの野菜をお好みの大きさに切る（※人参は千切りにすると早く火が通る）。
2　フライパンに油を引き、火が通りにくい順に材料を入れ軽く炒める。
3　おおよそカップ1杯200ccの水とコンソメを入れてコトコト沸騰したら水溶き片栗粉をゆっくり回し入れ、その後ごま油も回し入れて、とろみ加減と味加減をチェックする（※この時醤油をサッと回し入れると風味が出る）。
4　お好みの味になったらお皿に盛りつけて、でき上がり。

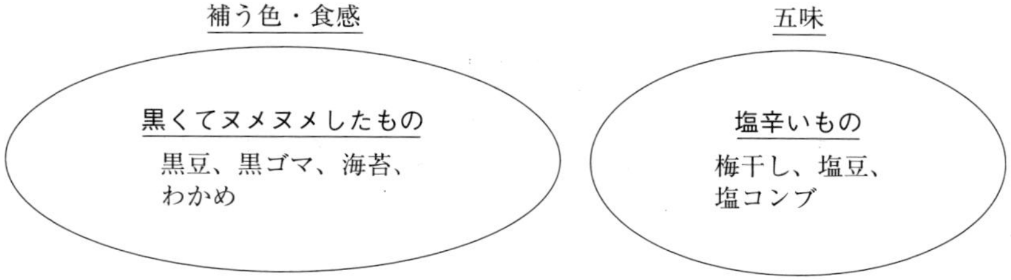

第101話　豚肉は冬の味方！　モリモリ食べよう！　*199*

補う色・食感

五味

黒くてヌメヌメしたもの
黒豆、黒ゴマ、海苔、
わかめ

塩辛いもの
梅干し、塩豆、
塩コンブ

図1　腎臓に良い食材

第 102 話
冬の過ごし方ワンポイントアドバイス

　寒い季節によくみられるのが、手足の冷え、むくみ、腰痛、肩こり、筋肉がつる等の症状です。ここではエクササイズではなく、日常の過ごし方や食事に関する整体的アドバイスをします。

　冬は腎臓と膀胱がダメージを受けやすい季節と言われています。これらは泌尿器であり、ホルモン分泌のコントロールを司る内分泌系臓器ですので、寒いと頻尿になるのはこのためです。また、腎臓（副腎）が弱ると各ホルモンの分泌にも影響を与え、腰痛や生理痛を起こしやすくなります。そこで、腎臓に良いと言われる塩辛を意識的に摂取します。寒い季節は通常より塩分（自然塩）を摂取する必要があるのです。

　また豆類、栗、豚肉なども腎臓を養生する食べ物と言われています。

　脚の冷え、アキレス腱や踵の痛みの多くは腎臓の機能低下に起因します。足元が暖かいと全身が温まりますね。床暖房などは、頭寒足熱の東洋医学の知恵を体現したものと言えます。頭を北枕にして、布団に湯たんぽを入れると下半身が温まり、頭の熱は引き脳圧も下がるので、良質の睡眠を促すことにもなります。コタツや電気毛布も空気を乾燥させずに暖めるのでよいのですが、電磁波の影響もありますし、身体の乾燥は筋肉がつる原因になります。

　そのためにも天然水をしっかり摂取し、室内はしっかり加湿しましょう。

　スポーツドリンクは濃度や糖度が高すぎて濾過する際、逆に腎臓に負担をかけてしまうので、お勧めできません。

　スポーツ時などには、水分に若干塩分を含ませる程度で充分です。人体の60％は水でできていることを鑑みれば、良質な水分を摂る必要は理解できると思います。常温であれば水を飲んでも冷えることはなく、余分な水分は膀胱から輩出されるので、むくむこともありません。冷えと乾燥対策を積極的に行うことが、腰痛やむくみの改善につながります。

第 103 話
寒い冬は腎臓をいたわりましょう！

　腎臓（副腎）の働きは多岐にわたります。造血・血液浄化・血糖値のコントロール・血圧維持・ミネラルバランスの調整・痛みを抑えるステロイドホルモン・骨や軟骨をつくるビタミンDの活性・性ホルモン・自律神経調整など私たちの身体を一定の状態に保ち続け、健康を維持（恒常性）しています。腎臓は寒さに弱く、冬は働きが鈍ります。腎臓を元気にする食材の色は黒です。黒い食材をふんだんに使ったレシピを紹介します。

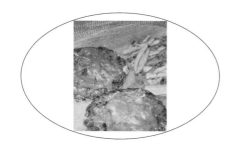

> 冷え性、貧血、むくみ、高血圧、足がつる方は特に塩分をしっかりと！

～冷え・むくみ・ホルモンバランス・生理痛・関節痛・
腰痛・頭痛に効くレシピ～

黒いハンバーグ

（材料3～4人分）
- 乾燥ひじき…5～10g
- 塩こんぶ…5g
- 黒ごま…適量
- 干ししいたけ…2枚
- 鳥ひき肉…300g
- 長ねぎ…3分の1

梅ソース

1、梅3つをつぶす。

2、大さじ1のお酒でのばす。

※塩分が入っていないお酒がよい。

3、これを電子レンジで1分チン。

※アルコールを飛ばすことで甘みを引き出す。

4、お好みで、砂糖を加えるとまろやか！

202　季節の豆知識編

・卵…1個　　　　　　　　※はちみつ・甜菜糖（てんさいとう）・きび砂糖・黒糖で。

・醤油…小さじ1

1　乾燥ひじきと干ししいたけをもどす。

2　長ねぎ、干ししいたけ、塩こんぶをみじん切りにする。

3　鳥ひき肉を入れたボールに1と2を混ぜ卵と醤油も入れ混ぜ合わせる。

4　3を小判型にしてごまを周りに衣のようににつける。広げたごまの中でころがしてつける（ごまはお好きな分量に！）。

5　フライパンに油をひき、強火で焼き焦げ目がついたら火を弱める。

6　ひっくり返して反対側も弱火で焼く。

7　お皿に盛りつけて、お好みで梅ソースをのせてできあがり！

第 104 話
冷え対策

　寒い季節は、冷え症の方にとっては辛いことでしょう。一度冷えてしまうと、お風呂に入らなければ身体が温まらないという方も珍しくありません。
　夏でも冷房による冷えのため、季節を問わず冷え性に悩まされている方が増えています。しかしこれは、食事を変えることでかなり改善できます。
　冷え症の方には、人参・大根・かぶなどの根菜類がお勧めです。さらに、塩分を多めにして、生姜・コショウ・唐辛子などの香辛料を多めに摂ると温まります。血圧などを気にして塩分を控えめにされる方が多いようですが、精製塩などは害がありますが、粗塩・岩塩などの自然塩は問題ありません。
　また、果物は控えましょう。
　「柿は身体を冷やす」と言われるように、果糖が免疫に作用して身体を冷やしてしまいます。いくら前述の温まる食品を摂っていても、果物の冷えに負けてしまうのです。ビタミンなどの栄養素は、卵、イワシ、豚肉、ブロッコリー、ピーマン等の食品で充分補えます。赤道直下の熱帯雨林気候の地域に住んでいる人達は、年中身体が熱いため果物でバランスをとっていますが、我々日本人に摂り過ぎは禁物です。鉄分を多く含むレバーも積極的に摂りたいものです。
　寒いからと言ってお茶ばかり飲むと腎臓に負担をかけ、腰痛の引き金になるので、主に天然水を摂取しましょう。

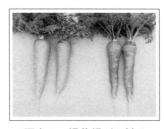
写真1　根菜類がお勧め

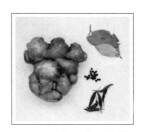
写真2　生姜や香辛料

第 105 話
寒い季節は末端から身体をほぐしましょう（Ⅱ）

　寒さとストレスで固まってしまった身体に対し、末端から刺激を加えて弛緩する整体法をお伝えします。第26話（寒い季節は末端から身体をほぐしましょう（Ⅰ））は胴体に対し足先から刺激を加えてバランスを調整する整体法をご紹介しましたが、今回は首回りの筋肉が固まってしまった場合の整体法をご紹介します。

　まずは首を回してみましょう（写真1）。こって固まってしまうとスムーズに動きません。

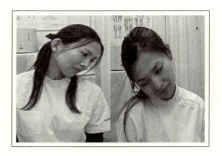　　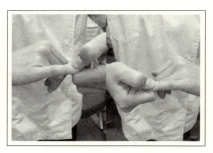

写真1　首を回して動きをチェック　　写真2　小指の爪を刺激

　動きづらいと感じた場合に、手の指から刺激を加えます。小指の爪の生え際をつまんで左右に32回ずつ回します（写真2）。両手の小指に刺激を加えることで血流を改善し、頸椎を整える効果が期待できます。
　次に耳全体をつかんで左右に16回ずつ回しましょう。両側の耳に行います（写真3、4）。
　もう一度首を回すとスムーズに回るはずです（※寝違いのような急性的な痛みの場合にもお勧めですが、首を無理に回さないように気をつけてください）。

第105話　寒い季節は末端から身体をほぐしましょう（Ⅱ）　205

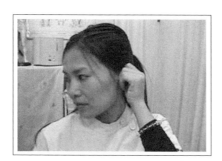
写真3　耳を回す

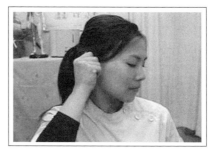
写真4　左右に16回ずつ

第 106 話
風邪対策

　師走は、忘年会等で飲食や睡眠のバランスが崩れやすいです。また急な冷え込みにより体調を崩すことが多く、一年の疲れも出やすい時季ですね。そんな時は、免疫力が低下して風邪を引きやすくなります。**過剰に食べ過ぎた時も免疫力低下が起こるので風邪の原因になります。**一度風邪を引くとなかなか治らず、1週間近くかかりますが、少しでも回復を早め症状を緩和する対策をご紹介します。

　●**身体を温める**　　体温が低下すると、リンパ球の働きが弱くなります。東洋医学では、冷気が首の後ろから侵入することで風邪になると言われています。特にひき始めは、しっかりお風呂で温まりましょう。**首の後ろ側を熱いシャワーやドライヤーで数分温めるのもお勧めです。**今一度、身体の芯から温めるために、生姜、唐辛子、胡椒、塩分等を積極的に摂取しましょう。

　●**身体にアプローチ**　　東洋医学では、手の親指は気管支の反射ポイントです。親指の爪の生え際をもう一方の親指の先で2分ほど刺激します。さらに、親指をつかんで左右に10回ずつ回します。これは、喉、鼻、気管支、肺を丈夫にします。

　●**滋養強壮**　　長引く咳には、ネギ、春菊、大根がお薦めです。気管支の炎症を鎮めます。ニンニクやニラも摂取して、滋養強壮に努めます。

　風邪の引きはじめには「卵酒」もお薦めです。一合弱の清酒を沸騰しない程度に過熱し、頃合を見て火を止め、生卵を1つ落とします。そこでしっかりかき混ぜてでき上がりです。とても体が温まり、すぐに寝ると翌日、本格的に風邪を引く前に治ってしまうこともあります。

　また、**喉が痛い場合は、レンコン、モロヘイヤ、ヤマイモ、納豆、オクラ等の粘膜質、粘りけのあるものが効果的で、**長期的に気管支を患っている場合は、卵黄、レバー、チーズ等のビタミンA群が粘膜を修復してくれます。

　ただし、熱が出た時はお風呂は控えましょう。

あ と が き

日本徒手整体トレーナー認定協会では、
- ・セラピスト、トレーナー等の人財育成、スクール、研修事業
- ・健康相談、施術院運営
- ・健康づくり教室の定期開催、団体、企業等への講演活動
- ・寝たきり予防を目指す高齢者在宅福祉事業

等の事業を統括しています。

本協会理念は以下のとおりです。

> 　日本のこれからの成長は活力ある人財の活躍にかかっています。真の健康を手に入れるのも、豊かな一生を過ごすのも自己責任の時代に入りました。自立し活力ある社会づくり、人財育成の一役を担うことを理念としております。

日本徒手整体トレーナー認定協会　http://nihon-toshuseitai.in.coocan.jp/
日本徒手整体アカデミー（施術院兼務）　http://www.aoyamaseitai-ac.com
　　　　　　　　　　　　　　　代表 TEL　03-3477-7009
高齢者在宅福祉事業　「RevitalizeAssociation」　http://www.revitalize.jp

本書の指導が受けられる協会加盟施術院
神泉整体院（協会本部スクール兼務）　http://shinsenseitai.cocolog-nifty.com/
スクール２号館　女性専門整体「花なり」　http://www.seitaihannari.com
東京都　カラダのチカラ　https://www.facebook.com/karadanochikara/
　　　　　ゆるり　http://island.geocities.jp/honey712002/
千葉県　なのはな整体院　http://blogs.yahoo.co.jp/megane_seitaishi
茨城県　Naturab　http://naturabinfo.wix.com/home
静岡県　SAKURA　YOGA×SEITAI　http://ameblo.jp/sakurayoga/
福井県　整体サロン kojima　https://m.facebook.com/salon.kojima/

■著者紹介

佐々木拓男 （ささき　たくお）

1972年愛知県生まれ
日本体育大学体育学部健康学科卒
日本徒手整体トレーナー認定協会理事長／衛生管理者／高等学校
保健体育教員免許
下北沢福原病院（現下北沢病院）リハビリ科、北千住和光ビル心
療内科クリニックにてリハビリトレーナー、アスレチックジムに
てパーソナルトレーナーとして勤務。
東京都渋谷区に神泉整体院開院、高齢者在宅福祉事業 Revitalize
Association 起業。
セラピスト養成スクール「日本徒手整体アカデミー」学院長。
各種団体、企業へ講演、健康相談、体操教室等実施。
首都圏各所でカルチャースクール講師。

新常識！　身体健康学

2016年9月25日　初版第1刷発行

■著　　　者───佐々木拓男
■発 行 者───佐藤　守
■発 行 所───株式会社 **大学教育出版**
　　　　　　　〒700-0953　岡山市南区西市 855-4
　　　　　　　電話（086）244-1268　FAX（086）246-0294
■印刷製本───モリモト印刷㈱

© Takuo Sasaki 2016, Printed in Japan
検印省略　　落丁・乱丁本はお取り替えいたします。
本書のコピー・スキャン・デジタル化等の無断複製は著作権法上での例外を除
き禁じられています。本書を代行業者等の第三者に依頼してスキャンやデジタ
ル化することは、たとえ個人や家庭内での利用でも著作権法違反です。
ISBN978-4-86429-391-4